Dieta Cetogénica,

3 Manuscritos:

1-Libro de cocina Keto Vegetariano Súper Fácil

2-Ayuno Intermitente para Mujeres Dieta

3-Cetogénica y Ayuno Intermitente

Por: Amy Moore

© Copyright 2020 Todos los derechos reservados.

El contenido de este libro no puede ser reproducido, duplicado o transmitido sin el permiso escrito directo del autor o del editor.

Bajo ninguna circunstancia se podrá culpar o responsabilizar legalmente al editor, o al autor, por cualquier daño, reparación o pérdida monetaria debida a la información contenida en este libro, ya sea directa o indirectamente.

Aviso Legal:

Este libro está protegido por derechos de autor. Es sólo para uso personal. No se puede enmendar, distribuir, vender, usar, citar o parafrasear ninguna parte, o el contenido de este libro, sin el consentimiento del autor o editor.

Aviso de exención de responsabilidad:

Tenga en cuenta que la información contenida en este documento es sólo para fines educativos y de entretenimiento. Se han realizado todos los esfuerzos para presentar información precisa, actualizada, fiable y completa. No se declaran ni se implican garantías de ningún tipo. Los lectores reconocen que el autor no está involucrado en la prestación de asesoramiento legal, financiero, médico o profesional. El contenido de este libro ha sido derivado de varias fuentes. Por favor, consulte a un profesional con licencia antes de intentar cualquier técnica descrita en este libro.

Al leer este documento, el lector acepta que bajo ninguna circunstancia el autor es responsable de las pérdidas, directas o indirectas, que se produzcan como resultado del uso de la información contenida en este documento, incluyendo, pero sin limitarse a, errores, omisiones o inexactitudes.

Tabla de Contenido

Introducción 11

Capítulo 1: Keto es el nuevo héroe 14

    ¿Qué es una dieta Keto? 14

    ¿Por qué elegir una dieta Keto? 18

    Todos los maravillosos beneficios de la dieta Keto 21

    El Resultado Final 23

Capítulo 2: Qué comer y qué no comer 24

    Alimentos que puedes disfrutar con la dieta Keto 26

    Todas las cosas que no se pueden incluir 34

Capítulo 3: Deliciosas recetas para el desayuno 39

    Panqueques Keto de queso crema suave 39

    Latte con especias Keto 41

    Batido de aguacate suave y col rizada 42

    Batido de Proteína de Manteca de Almendra 44

    Batido de arándanos y remolacha 45

    Magdalenas de Almendra con Mantequilla 46

    Tortilla Clásica, ¡Estilo Keto! 48

    Panqueques de proteína con un toque de canela 51

    Batido verde desintoxicante 53

    Muffins de huevo con tomate y mozzarella 54

    Waffle crujiente de Chai 56

Batido de proteínas con chocolate cremoso 58

Smoothie Combo de Vainilla y Chai 60

Panqueques de proteínas con chocolate 61

Huevos revueltos con espinacas y parmesano 63

Waffle de canela..64

Waffles de calabaza con especias..66

Té Keto 68

Avena de Canela y Especias Keto 70

Desayuno Fiesta Mexicana Keto 72

Desayuno Shufflin' Soufflé 73

Hash Browns de Coliflor 75

Capítulo 4: Comidas deliciosas...78

Ensalada vegetariana de tacos con aderezo de aguacate y limón 78

Ensalada de huevo con lechuga...81

Sopa de huevo 82

Ensalada de primavera coronada con parmesano 84

Sopa de espinacas y coliflor...85

Ensalada de espinacas y aguacate con almendras 87

Ensalada picada rápida (cuando no puedes esperar) 89

Sándwich de aguacate, lechuga y tomate...........................90

Cazuela de alcachofas y espinacas 92

¡Sacudiendo a Shakshuka!...94

Buñuelos de queso y brócoli 97

Calabacines rellenos con Marinara 99

Bistec de coliflor 101

Ensalada de col cremosa de lima 103

Hummus de coliflor 105

Wrap Griego 107

Sopa de calabacín y Gota de huevo 109

Curry Rojo Vegetariano 112

Capítulo 5: La bondad de una cena deliciosa 116

Champiñones al Horno al Estilo Italiano 116

Espinaca Ricotta al horno 118

Pizza de clara de huevo 121

Hongos Asados con Feta, Hierbas y Pimiento Rojo 123

Hachís de berenjena, al estilo marroquí 126

Falafel con salsa de tahini 128

Quiche de espárragos 131

Pasta Mediterránea 133

Risotto con queso 134

Capítulo 6: Bocadillos y postres deliciosos 138

Coliflor con salsa de tzatziki 138

Nueces de macadamia tostadas al curry 139

Pudín de chía y coco 141

Brownies de Mantequilla de Almendra con Chocolate 142

Pan de Canela 144

Galletas de merengue de limón 146

Macarrones de coco 147

Helado de Vainilla con Coco.. 149

Galletas de jengibre.. 151

Conclusión 153

Introducción... 157

Por qué seguir esta dieta.. 157

Capítulo Uno: ¿Qué significa el ayuno intermitente? 161

Evolución histórica del ayuno intermitente 162

Testimonios sobre el ayuno intermitente......................... 165

Capítulo Dos: Por qué el ayuno intermitente funciona 184

Mitos/Conceptos erróneos sobre el ayuno intermitente.. 188

Capítulo Tres: ¿Qué queremos decir con dieta cetogénica?.. 196

El desarrollo histórico de la dieta cetogénica 199

Testimonios que reconocen la eficacia de la dieta cetogénica
.... 201

Capítulo cuatro: Por qué funciona la dieta cetogénica 232

Conceptos erróneos e ideas incorrectas sobre la dieta
cetogénica 234

Capítulo Cinco: Por qué debe hacer una dieta cetogénica y
ayuno intermitente para la pérdida de peso 241

Otros programas de pérdida de peso que puedes reemplazar con la dieta cetogénica y el ayuno intermitente 245

Capítulo Seis: Beneficios del ayuno intermitente 257

Beneficios de la dieta cetogénica 261

Capítulo Siete: Diferentes tipos de ayuno intermitente 264

Diferentes tipos de la dieta cetogénica 271

Capítulo Ocho: Eligiendo el ayuno intermitente perfecto para usted 275

Elegir la dieta cetogénica perfecta 279

Capítulo Nueve: Qué comer y qué no comer 286

COSAS PARA HACER Y NO HACER 289

Capítulo Diez: Consejos sobre la dieta cetogénica 291

Preguntas Frecuentes y Respuestas 293

Conclusión 296

Introducción 300

Capítulo 1: ¿Qué es el ayuno? 303

Capítulo 2: ¿Qué es la dieta cetogénica y cómo funciona con el ayuno intermitente? 312

Capítulo 3: Diferentes métodos de ayuno 316

Capítulo 4: Consejos para ayunar y preguntas frecuentes 361

Capítulo 5: Recetas para el Ayuno 377

Desayuno 377

Almuerzo 384

Cena 394
Bocadillos 402
Conclusión 409

Libro de cocina Keto Vegetariano Súper Fácil

La manera comprobada de perder peso de manera saludable con la dieta cetogénica, incluso si eres un total principiante

Por: Amy Moore

Introducción

Ahora tienes en tus manos un compendio de conocimientos sobre cómo comenzar con una dieta cetogénica o cetosis (keto).

Con este libro, has dado el primer paso hacia la creación de una versión tuya más saludable y activa, y todo comienza con una dieta baja en grasas, baja en carbohidratos y alta en proteínas. Pero primero, un poco sobre la comida. Sí, esta parte es importante, así que prepárate.

Los alimentos son una fuente de combustible. Nuestro cuerpo depende de los alimentos (y el agua) para obtener todos los nutrientes y la nutrición que necesitamos para mantenernos funcionando normalmente. Al igual que el combustible, debemos asegurarnos de que estamos utilizando buenos alimentos para hacer que los motores de nuestro cuerpo funcionen sin problemas.

Al mismo tiempo, los alimentos pueden ser algo más que una simple fuente de nutrientes. Hay tanta alegría en tener una comida deliciosa que esté llena sabor y carácter. Se tiene una sensación de alegría cuando se disfruta de un delicioso postre o de un entrante que hace sonreír. No es de extrañar que muchas personas de todo el mundo exploren este planeta únicamente para probar los diferentes alimentos que pueden encontrar. Los llamados "viajeros gastronómicos" viven para descubrir qué sabores se pueden encontrar en países y lugares de todo el mundo. Nos dan una idea de todos los deliciosos platos que se sirven.

Por eso, cuando pensamos en los alimentos mundanos, a menudo pensamos en hierbas exóticas, carne (todo tipo de carne) y especias.

Nunca pensamos en emparejar el keto con algo exótico o sabroso. Keto es un poco soso. Keto es para la gente que no disfruta de la comida.

Mucha gente cree que una dieta keto es aburrida, que no hay sabores con los que experimentar, y que típicamente son vegetales hervidos mezclados con una pequeña porción de sal.

Bueno, están equivocados. La idea de keto es no sacrificar el sabor. De hecho, lo que estás haciendo es simplemente eliminar los ingredientes que no son buenos para ti y añadir más de las cosas saludables. Eso no implica automáticamente que la comida sea sosa y poco interesante. La realidad está muy lejos de esta suposición que la gente hace de Keto.

Así que, vamos a hacer un viaje. Vamos a ser los viajeros gastronómicos keto, y nuestra búsqueda es disfrutar de todo el proceso de keto con una comida deliciosa, sana y alegre.

Bienvenidos al libro de cocina Keto Vegetariano Súper Fácil. Vamos a empezar.

Capítulo 1: Keto es el nuevo héroe

La dieta keto ha existido durante mucho tiempo. Sin embargo, sólo recientemente ha ido ganando popularidad. Una de las principales razones es el hecho de que no se trata de algo que recomiendan los especialistas de la salud y los nutricionistas, sino de una dieta que incluso los propios médicos han adoptado. ¿No me crees? ¿Por qué no visitar la página YouTube del Doctor Mike, dirigida por el Dr. Mikhail "Mike" Varshavski, que tenía más de 4 millones de seguidores al momento de escribir este libro?

¡Él ha estado hablando de la dieta keto durante años e incluso la ha probado él mismo!

Antes de que pienses: "Oye, ¿qué estafa me están vendiendo esta vez?", déjame asegurarte que esto no es un timo o una estafa. La dieta keto funciona, y ha mostrado algunos resultados increíbles en las personas que la han adoptado.

Pero aún no hemos respondido a la pregunta importante.

¿Qué es una dieta Keto?

La idea fundamental detrás de la dieta es activar los propios mecanismos de quema de grasa del cuerpo. Esto se hace como una fuente de combustible que el cuerpo puede utilizar para la energía durante todo el día. ¡Esto significa que la grasa que consumes, así como la grasa almacenada en tu cuerpo, son todas fuentes de combustible que tu cuerpo puede aprovechar!

Todo el proceso de la dieta keto está relacionado con la cetosis. Eso suena como otro término elegante, así que, ¿qué es?

Esencialmente, la cetosis es un estado del cuerpo. Es cuando el cuerpo produce moléculas llamadas cetonas que son creadas por el hígado. Las cetonas son creadas por el cuerpo para actuar como fuente de energía para las células y los órganos, y pueden reemplazar la glucosa como fuente de combustible.

Nuestra dieta tradicional consiste en carbohidratos y, por supuesto, azúcar. Ambas sustancias producen la glucosa que el cuerpo necesita. Sin embargo, nuestro cuerpo comienza a depender mucho de ellos. Piensa en ello como si el cuerpo se volviera adicto.

¿Cómo puede pasar eso?

Cuando el cuerpo necesita usar la glucosa, necesita la ayuda de la insulina, que es un tipo de hormona en nuestro cuerpo. Esta hormona actúa como un mensajero y envía información a las células para que se abran y permitan que la glucosa fluya hacia ellas. Las células a su vez envían la glucosa a las mitocondrias, que son los generadores de energía en nuestras células.

Cuanto más azúcar y carbohidratos consumimos, más glucosa tenemos en nuestras células. ¿No significa eso que nuestro cuerpo tiene más energía? ¿No implica eso que podríamos correr 2 millas sin sudar?

El cuerpo es un poco más complicado que eso.

Cuando la cantidad de contenido de azúcar en la sangre aumenta, también lo hacen los niveles de insulina (para asegurar que todo el contenido de azúcar en la sangre se consuma). Cuando las funciones metabólicas en el cuerpo son normales, entonces las células aceptan fácilmente la insulina producida por el cuerpo (estas hormonas se producen en el páncreas).

Sin embargo, las funciones metabólicas no siempre permanecen normales. Con el tiempo, las células se vuelven resistentes a la insulina debido a la cantidad que existe en la sangre y a la frecuencia con que se produce. El páncreas entra en modo de pánico. Necesitan asegurarse de que se consuma el azúcar en su sangre. Pero, ¿qué puede hacer?

Produce aún más insulina para normalizar los niveles de azúcar en sangre.

Intentemos y veamos si podemos entender lo anterior usando una analogía.

Digamos que eres dueño de un restaurante. Todos los

clientes que visitan tu restaurante son células, y el plato favorito del menú es la glucosa. ¡Qué suerte tienes! Tienes un montón de cosas. Sin embargo, necesitas algo para servir toda la glucosa a tus clientes. Afortunadamente, tienes a tu confiable personal de insulina para hacer el trabajo. Eventualmente, te das cuenta de que estás recibiendo demasiados pedidos de glucosa y que no puedes servir a los clientes. Así que decides traer más insulina para que trabaje para ti desde la oficina central, también llamada el páncreas. Eventualmente, te das cuenta de que has utilizado a todo su personal de insulina. Tu páncreas no tiene más gente para tu restaurante. Entonces, ¿qué haces? Subcontratas la insulina de otro lugar.

Esto es esencialmente lo que también sucede en tu cuerpo. Tu páncreas eventualmente se queda sin insulina, lo cual puede causar diabetes tipo 2. ¿Recuerdas la parte de subcontratar insulina para tu restaurante? Bueno, eso le pasa a tu cuerpo. La única diferencia es que estás externalizando la insulina en tu cuerpo en forma de inyecciones de insulina o medicamentos.

Permíteme dejar algo claro: la insulina y la glucosa no son enemigos de nuestro cuerpo. De hecho, ¿sabes cuál es la principal fuente de energía para tu cerebro? ¡Es la glucosa, por supuesto! En pocas palabras, no debes cortar la glucosa de tu cuerpo.

El problema radica en nuestro consumo de glucosa. En el

mundo de hoy, tenemos muchas opciones cuando se trata de alimentos ricos en grasas, azúcar y carbohidratos. La idea de que más es mejor prevalece en nuestra sociedad. Muchos puntos de venta de comida y restaurantes se centran en añadir tanto como sea posible en sus platos, desde patatas fritas con queso extra y Doritos, hasta ese postre de galletas de churros de helado con salsa de chocolate y dos capas de waffles extra dulces.

A donde quiera que vayas, encontrarás esperándote grasa, azúcar y carbohidratos. Aunque sus ofertas son siempre tentadoras, vamos a resistirnos a su influencia.

¿Por qué elegir una dieta Keto?

Hay muchas razones por las que uno elige una dieta keto. Para muchos, es el cambio en el estilo de vida. Quieren cambiar de una dieta que no les da el combustible adecuado. Para otros, quieren una dieta que complemente sus rutinas de entrenamiento o de ejercicio. Mientras que muchos otros quieren una dieta que les ayude a perder peso.

Todos estos objetivos se pueden lograr a través de una dieta keto.

Demos un paso atrás en la historia. Durante el tiempo de nuestros antepasados, cuando eran cazadoresrecolectores, la agricultura no era tan popular, y la comida que consumían dependía de lo que recogían o mataban.

Esto llevó a un escenario particular en el que podría no haber comida durante días a la vez. El cuerpo tenía que encontrar formas de mantener vivo a su huésped humano. Así que cuando la glucosa entraba en el cuerpo, la insulina era trasladada a los órganos, así como para guardar la glucosa no utilizada en las células grasas para su uso futuro.

Esto ayudó a nuestros ancestros a entrar automáticamente en un estado de cetosis; sin embargo, nuestros ancestros nunca lo supieron. Sus cuerpos usarían las grasas almacenadas como energía. El resultado, nuestros antepasados tenían cuerpos más delgados y sanos desde que evolucionamos para consumir estas grasas adecuadamente en el cuerpo.

Adelantándonos a los tiempos actuales. No faltan restaurantes, puestos de venta callejera y cadenas de comida rápida para tentarte a comprar algo. De hecho, la conveniencia es parte de la vida hasta tal punto que podemos obtener la mayor parte de lo que queremos con sólo tocar unos pocos botones.

En lugar de dar a nuestro cuerpo las grasas necesarias, las estamos bombeando con más carbohidratos.

Espera, ¿acabas de leer el hecho de que tenemos que darle más grasas a nuestro cuerpo? ¿No es el objetivo de Keto reducir el peso?

Antes de que empieces a preguntarte si keto es realmente efectivo o no, déjame explicarte.

Hay muchos conceptos erróneos sobre las grasas. Con la forma en que la gente alrededor del mundo trata el concepto de grasas, es como si cualquier grasa fuera dañina para nuestro cuerpo.

La realidad es que necesitamos una cierta cantidad de grasas. De hecho, necesitamos las grasas buenas. Un buen grupo de grasas son las grasas monoinsaturadas. Puedes encontrarlas en tu cuerpo en estado líquido cuando tu cuerpo está a temperatura ambiente. Sin embargo, pueden volverse más sólidas cuando estás en temperaturas más frías. Actualmente, no vas a encontrar a ningún profesional médico que tenga algo negativo que decir sobre las grasas monoinsaturadas. De hecho, se consideran buenas para el corazón.

Ahora, ¿de dónde sacamos esta buena grasa?

Podemos comer alimentos como aguacates, aceite de oliva, muchos tipos de nueces y una gran cantidad de otros ingredientes que utilizaremos en los platos que preparamos.

Pero la grasa buena no es lo único que vamos a consumir. Además de las grasas, también vamos a asegurarnos de recibir la cantidad adecuada de proteínas.

Todos los maravillosos beneficios de la dieta Keto

Aparte de la prevención de la diabetes tipo 2, el keto tiene más beneficios de lo que se pensaba originalmente. Veamos algunos de ellos.

Ayuda en la pérdida de peso

¿Necesita perder peso de forma efectiva? ¡No hay problema! Con la combinación de una dieta keto y una rutina de ejercicios regulares, perderás peso mucho mejor que con la mayoría de las técnicas. Además, una vez que te acostumbres a la dieta, no sientes hambre fácilmente, y la comida rica en proteínas que tiene te ayuda en tus ejercicios.

Reduce el riesgo de diabetes

Vimos cómo la diabetes es causada en nuestro cuerpo. Con una dieta keto adecuada, reducirás el riesgo de contraer la enfermedad. Le estás dando a tu cuerpo los nutrientes esenciales y reduciendo la cantidad de glucosa que ingieres.

Mejora la salud del corazón

Cuando estás con una dieta keto, también reduces la ingesta de colesterol dañino. Esto eventualmente mejora el funcionamiento de tu corazón. De hecho, el colesterol bueno de tu cuerpo, HDL, aumenta mientras que los niveles de colesterol malo, conocido como LDL, disminuyen.

Mejora el funcionamiento del cerebro

Se han realizado muchos estudios sobre la cetosis. Uno de estos estudios afirma que el keto mejora la función cerebral (Hernández et al., 2018). Más específicamente, mejora el funcionamiento cognitivo y el estado de alerta.

Reduce las moléculas de grasa

Hay ciertas moléculas de grasa que circulan en el torrente sanguíneo conocidas como triglicéridos. Estas moléculas son conocidas por ser un factor de riesgo de enfermedades cardíacas.

Una de las principales causas del aumento de los triglicéridos es el consumo de carbohidratos. Esta es la razón por la cual, cuando las personas reducen su consumo de carbohidratos y cambian a alimentos más saludables, comienzan a notar una disminución en la circulación de los triglicéridos.

El Resultado Final

Una dieta keto es más que una moda. Es un estilo de vida salpicado de beneficios. Vamos a sacar el máximo provecho de ello. ¿Sigues conmigo aquí? Entonces, vayamos a nuestro próximo destino: toda la comida que puedas comer y la que generalmente debes evitar.

Capítulo 2: Qué comer y qué no comer

Esta es una pregunta importante y muchas veces nos podemos sentir perdidos con diferentes opiniones sobre lo que exactamente debería constituir una dieta keto.

Afortunadamente, tienes este libro.

Voy a enumerar los alimentos que puedes incluir como parte de tu dieta keto y aquellos alimentos que definitivamente deberías evitar. En primer lugar, nos centraremos en los porcentajes.

Cuando descomponemos tu dieta típica keto en sus macronutrientes, tu ingesta debería ser así:

- 75% de grasas
- 20% de proteínas
- 5% de carbohidratos

Por lo general, nuestra ingesta diaria de calorías debe ser de alrededor de 2.000. Lo que significa que si aplicamos los porcentajes, las grasas deberían proporcionarnos alrededor de 1.500 calorías, las proteínas deberían aportar 400 calorías, y los carbohidratos deberían darnos las 100 calorías restantes.

Por lo tanto, debes tratar de satisfacer tus necesidades diarias de grasa, pensando en cuánta proteína estás consumiendo y limitando tu ingesta de carbohidratos. Luego, eliminaremos cualquier producto a base de carne de la lista (después de todo, estamos enfocados en la increíble variedad vegetal). Aun así, hay numerosos alimentos que puedes disfrutar en una dieta keto.

Ya que mencionamos las grasas buenas, comencemos por ver las maneras en que puedes obtener algunas grasas saludables en tu cuerpo.

Grasas saludables

Asegúrate de evitar las grasas trans. Teniendo esto en cuenta, aquí hay algunas fuentes de grasas poliinsaturadas y monoinsaturadas:

- Mantequilla
- Aceite de coco
- Ghee
- Manteca de cerdo
- Aceite de aguacate
- Aceite de oliva virgen extra

- Aceite de macadamia

- Manteca de coco

- Leche de coco

Vamos a tener una comprensión completa de qué alimentos puedes disfrutar definitivamente en una dieta keto, los alimentos que debes mantener en moderación, y aquellos alimentos que son definitivamente un no-no. En resumen, estamos viendo los alimentos "Los buenos, los moderados y los malos".

Con eso establecido, vamos a averiguar acerca de los...

Alimentos que puedes disfrutar con la dieta Keto

Cuando incluyes vegetales, entonces está agregando tantos nutrientes esenciales a tu dieta como sea posible mientras reduces las calorías, lo cual te ayuda a mantenerte dentro de tus metas diarias de consumo.

Verduras

- Alcachofas

- Espárragos
- Aguacate
- Pimientos morrones
- Brócoli
- Col
- Coliflor
- Apio
- Pepino
- Colinabo
- Lechuga
- Okra o quimbombó
- Rábanos
- Algas marinas
- Espinacas
- Tomates
- Berros
- Calabacín

Productos lácteos

La mayoría de las personas a menudo dudan cuando se trata de productos lácteos porque a menudo se preguntan qué incluir y qué no deben consumir. Para que te sientas a gusto, aquí tienes los productos que definitivamente puedes incluir en tu dieta:

- Queso Brie
- Requesón
- Queso Cheddar
- Queso crema
- Yogur
- Crema espesa
- Kéfir
- Queso mozzarella
- Crema agria
- Queso suizo

¿Ves? ¡Todavía puedes disfrutar de una comida realmente deliciosa!

Hierbas y especias

Tienes una amplia selección de hierbas y especias que puedes agregar a tu plato. Además, no estarías agregando una gran cantidad de carbohidratos o calorías a tus alimentos, mientras que al mismo tiempo, obtienes sabores increíbles con los que trabajar. Las hierbas y especias con las que se puede trabajar son:

- Albahaca
- Pimienta negra
- Cayena
- Cardamomo
- Chile en polvo
- Cilantro
- Canela
- Comino
- Curry en polvo
- Garam masala
- Jengibre

- Ajo
- Nuez moscada
- Orégano
- Cebolla en polvo
- Páprika
- Perejil
- Romero
- Sal marina
- Sabio
- Tomillo
- Cúrcuma
- Pimienta blanca

Bebidas

Nada de cosas dulces en la dieta keto, por supuesto. Eso no significa que estas prohibido de disfrutar de cualquier bebida saborizada. Todavía puedes darte el gusto con ciertas bebidas que te brindan un poco de variedad cuando te apetezca tomar algo que no sea agua pura.

- Leche de almendras sin azúcar
- Leche de anacardo sin azúcar
- Club soda
- Leche de coco
- Café
- Té de hierbas
- Agua mineral
- Agua de Seltz
- Té

Ahora que hemos comprendido las cosas buenas que puedes disfrutar, pasemos a los alimentos que puedes comer con moderación. Pero, ¿qué significa moderación?

En otras palabras, cuando puedas controlar tus carbohidratos y cuando estés acostumbrado a la dieta keto, puedes hacer ajustes donde sea necesario para disfrutar de los siguientes alimentos. De esta manera, mantienes tu consumo de calorías dentro del límite, pero al mismo tiempo, puedes disfrutar de algo que deseas.

Frutas

No hay duda de ello, las frutas son una maravillosa fuente

de nutrición. Pero también incluyen el azúcar, y eso significa que debemos tener cuidado con la cantidad y, lo que es más importante, con la fruta que consumimos.

Hay algunas frutas que tienen una cantidad de carbohidratos de baja a moderada. Puedes disfrutar de estas frutas (en cantidades limitadas).

Muchas de las frutas que se enumeran a continuación se pueden disfrutar a diario, pero es posible que se limite a una taza o a una sola rebanada.

¿Sorprendido? ¿Creíste que iba a decir que sólo se pueden tomar una vez a la semana?

Recuerda que a medida que entiendas mejor tu consumo de calorías y carbohidratos, puedes hacer ajustes para incluir más de las frutas a continuación:

- Albaricoque
- Zarzamoras
- Arándanos
- Melón
- Cerezas
- Arándanos
- Pomelo
- Melón

- Kiwi

- Limón

- Lima

- Melocotones

- Frambuesas

- Fresas

Nueces y semillas

Las nueces son una gran fuente de grasas saludables. Al mismo tiempo, también contienen carbohidratos. No te preocupes. No tienen las cantidades de carbohidratos que deberían preocuparte, y vamos a asegurarnos de que tengas la cantidad correcta.

Entonces, ¿qué nueces puedes comer?

- Almendras

- Anacardos

- Semillas de chía

- Avellanas

- Nueces de macadamia

- Mantequilla de nueces
- Pacanas
- Piñones
- Pistachos
- Psilio
- Semillas de calabaza
- Semillas de sésamo
- Semillas de girasol
- Nueces

Con todos los alimentos aprobados en la dieta keto que puedes consumir en cantidades moderadas, vamos a ver todos los alimentos que no puedes incluir en tu dieta.

Todas las cosas que no se pueden incluir

Hay numerosas categorías que debes evitar cuando está en una dieta keto. Puedes haber oído esto, pero es importante mencionarlo de todos modos: no incluyas ningún alimento que sea grano o a base de grano, ya que tienen una alta cantidad de carbohidratos.

Algunos de los alimentos que hay que evitar durante la dieta keto son:

- Agave
- Harina
- Productos de panadería
- Mezcla para hornear
- Plátanos
- Cebada
- Cerveza
- Azúcar morena
- Alforfón
- Harina de pastel
- Dulces
- Aceite de colza
- Cereal
- Maíz
- Jarabe de maíz
- Cuscús

- Miel
- Aceites hidrogenados
- Helados
- Cóctel de zumos
- Lácteos bajos en grasa
- Mangos
- Jarabe de arce
- Margarina
- Leche
- Chocolate con leche
- Muesli
- Avena
- Pastelería
- Pasta
- Piña
- Patatas
- Quinua
- Arroz

- Tentempiés

- Soda

- Batatas

- Bebidas para deportistas

- Harina de trigo

- Azúcar blanca

Eso es todo lo que hay que hacer. Cuando miras la lista de arriba, podrías estar pensando si hay alguna manera de añadir uno de esos elementos como parte de la dieta keto. Tal vez de vez en cuando no afecte, ¿verdad?

Sin embargo, nos vamos a centrar únicamente en los alimentos que podemos incluir y no vamos a considerar ni remotamente ninguno de los artículos de la lista anterior. No va a ser fácil, pero es necesario. Una vez que tu cuerpo comienza a entender que ya no debe depender de los carbohidratos o azúcares, es mucho más fácil para él ajustarse a la dieta keto.

Ahora que hemos establecido las pautas básicas sobre lo que se puede comer o no comer, continuemos nuestro viaje. Esta vez, nos dirigimos directamente a nuestro destino más excitante: ¡la comida!

Comenzamos nuestra aventura en la tierra del desayuno, la comida que literalmente significa romper el ayuno (como su nombre indica) que has estado teniendo durante la noche desde tu última comida (cena si estás siguiendo la dieta keto, lo que también significa que te estás despidiendo de esos bocadillos nocturnos).

Capítulo 3: Deliciosas recetas para el desayuno

El desayuno, la comida que decide cómo será tu día. Con la cantidad adecuada de nutrientes, puedes comenzar tu día sintiéndote fresco con abundante energía positiva. Si no es así, es posible que sientas que estás arrastrando tu cuerpo, con letargo y tu cerebro pensando en volver a la cama.

Panqueques Keto de queso crema suave

¿No te dije que esto iba a ser divertido? Sí, por supuesto. Comenzamos el día con panqueques suaves y con queso que te harán querer más.

Ingredientes

- ½ cucharadita de canela

- ½ Paquete de Stevia en bruto (una alternativa keto al azúcar)

- 1 cucharada de harina de coco

- 1 cucharada de aceite de coco

- 3 cucharadas de jarabe de arce sin azúcar

- 2 oz. de queso crema

- 2 huevos

Direcciones

1. Saca un bol y mezcla todos los ingredientes, excepto el aceite de coco, hasta que estén suaves.

2. Luego, saca una sartén antiadherente y colócala a fuego medio-alto.

3. Añade el aceite de coco.

4. Ahora agrega la mezcla en la sartén y prepara sus panqueques normalmente. El truco es intentar cocinar lo más posible de un lado sin quemarlo. Para hacer esto, simplemente usa una espátula para levantar el lado que está cocinando para ver si está bien cocido.

5. Cuando un lado es de tu agrado, puedes voltear el panqueque y cocinar el otro lado.

6. Cuando ambos lados estén cocidos, traslada el panqueque a un plato y ¡disfruta!

Latte con especias Keto

¿Por qué ir a tu café local cuando puedes hacer tu propio café con leche saludable en casa? ¿Mencioné que incluye especias de calabaza?

Ingredientes
- 10 gotas de stevia líquida
- 2 cucharadas de crema batida espesa
- 2 cucharadas de mantequilla
- 2 cucharaditas de mezcla de especias para pastel de calabaza
- 2 tazas de café fuerte
- 1 taza de leche de coco
- 1 cucharadita de extracto de vainilla
- ½ cucharadita de canela

- ¼ taza de puré de calabaza

Direcciones

1. Coloca una olla antiadherente a fuego medio.

2. Agrega el puré de calabaza, la mantequilla, la leche y la mezcla de especias.

3. Deja que alcancen el punto de ebullición, y una vez que notes que están burbujeando, añade las 2 tazas de café a la mezcla. Revuelve los ingredientes y mézclalos todos juntos. Haz esto durante unos 2-3 minutos.

4. Una vez que todos los ingredientes estén mezclados, pásalos a una licuadora, agrega la stevia y la crema. Mezcla todos los ingredientes hasta que estén suaves.

5. Transfiere a tu taza de café o mug de café favorito (para que puedas llevar al trabajo).

Batido de aguacate suave y col rizada

¿Qué obtienes cuando añades dos ingredientes saludables y deliciosos para hacer un batido o smoothie? Bueno, obtienes un delicioso y saludable batido, ¡por supuesto!

Ingredientes

- 3 cubitos de hielo
- 1 taza de col rizada fresca (picada)
- 1 cucharada de jugo de limón fresco
- ½ cucharadita de extracto líquido de stevia, al gusto
- ¾ taza de leche de almendras sin azúcar
- ½ taza aguacate picado
- ¼ taza de yogur, natural

Direcciones

1. Mezcla la leche de almendras, la col rizada y el aguacate en una licuadora. Licúa hasta que los ingredientes estén suaves.

2. Añade el resto de los ingredientes y mezcla de nuevo.

3. Transfiere los ingredientes a un vaso grande y bebe inmediatamente.

Batido de Proteína de Manteca de Almendra

¿Vas al gimnasio? ¿Por qué no tomar esta bebida para darte ese impulso de energía que necesitas? O incluso podría disfrutarlo mientras te preparas para el día.

Ingredientes

- 1 taza de leche de almendras sin azúcar
- 1 cucharada de mantequilla de almendras
- ½ taza de yogur, natural
- ¼ taza de polvo de proteína de clara de huevo y vainilla
- ¼ cucharadita de canela molida

- ¼ stevia líquida

Direcciones

1. Mezcla la leche de almendras y la mantequilla en una licuadora. Deja que la licuadora funcione hasta que veas que toda la mezcla está suave.

2. Añade el resto de los ingredientes y mezcla de nuevo.

3. Vacía los ingredientes a un vaso grande y bebe inmediatamente.

Batido de arándanos y remolacha

¿Qué obtienes cuando añades dos ingredientes saludables y deliciosos para hacer un batido? Bueno, consigues un batido saludable y delicioso, ¡por supuesto!

Ingredientes

- 1 taza de leche de coco sin azúcar

- 1 cucharadita de semillas de chía

- 1 remolacha pequeña (pelada y picada)

- ¼ taza de crema espesa

- ¼ taza de arándanos congelados

- ¼ stevia líquida

Direcciones

1. Mezcla la leche de coco, las remolachas y los arándanos en una licuadora hasta que los ingredientes estén suaves.

2. Añade el resto de los ingredientes y mezcla de nuevo.

3. Vacía los ingredientes a un vaso grande y bebe inmediatamente.

Magdalenas de Almendra con Mantequilla

Crujientes y deliciosos. La mantequilla añade la cantidad

adecuada de textura a todo el plato. Cuando quieras que tus mañanas comiencen sin problemas, entonces estas magdalenas pueden ayudarte con eso.

Ingredientes

- 4 huevos grandes
- 2 cucharaditas de polvo de hornear
- 2 tazas de harina de almendras
- 1 taza de eritritol en polvo
- ¾ taza de mantequilla de almendra (caliente)
- ¾ taza de leche de almendras sin azúcar
- ¼ cucharadita de sal

Direcciones

1. Precalienta el horno a 350°F (180°C).

2. Saca un molde para magdalenas y fórralo con papel.

3. En un tazón grande agrega la harina, el eritritol, la sal y el polvo de hornear. Usando un batidor de mano, mezcla bien.

4. Usa otro tazón y agrega los huevos, la mantequilla de almendras y la leche de almendras.

5. Ahora vacía los ingredientes del segundo tazón al primero. Mezcla todos los ingredientes.

6. Con una cuchara, transfiera la masa que tiene a la bandeja para magdalenas.

7. Hornea durante unos 20-25 minutos. Para comprobar si las magdalenas están listas, inserta un cuchillo en el centro de cualquier panecillo. Cuando lo quites, no debería quedar masa pegada a él.

8. Deja que las magdalenas se enfríen a temperatura ambiente durante unos 5 minutos antes de servirlas.

Tortilla Clásica, ¡Estilo Keto!

A veces, todo lo que necesitas es una buena tortilla para alegrarte el día. Pero no querrás comer cualquier tortilla.

Lo que necesitas es la tortilla keto. Como la de abajo.

Ingredientes

- 3 huevos grandes (batidos)
- 2 cucharaditas de aceite de coco
- 1 cucharada de crema espesa
- ¼ taza de pimiento verde cortado en cubitos
- ¼ taza de cebolla amarilla picada
- ¼ cucharadita de sal
- ¼ cucharadita de pimienta

Direcciones

1. En un tazón pequeño agrega los huevos, la crema espesa, la sal y la pimienta. Bátelos juntos hasta que estén bien mezclados.

2. Coloca una sartén a fuego medio y agrega 1 cucharadita de aceite de coco.

3. Añade los pimientos y las cebollas en la sartén y saltea durante 3-4 minutos.

4. Vacía la mezcla en la sartén a un recipiente. Vuelve a calentar la sartén a fuego medio y añade el resto de la cucharada de aceite.

5. Toma el bol que contiene los huevos batidos y la crema espesa y viértelo en la sartén.

6. Cocina hasta que notes que el fondo de los huevos comienza a cuajar.

7. Aquí hay un truco para hacer bien los huevos. Inclina la sartén ligeramente para esparcir el huevo y continúa cocinando hasta que veas que están casi cocidos.

8. Toma el bol que contiene los pimientos y las cebollas. Usando una cuchara, extiéndelas sobre la mitad del huevo. Dóblalo.

9. Ahora, espera a que los huevos se cocinen completamente antes de servir.

Panqueques de proteína con un toque de canela

¿Qué tal si tomamos la cantidad correcta de proteínas? ¿Qué tal si lo hacemos mientras comemos un panqueque? ¿Qué tal si le agregamos canela a la mezcla? Todas las buenas preguntas que tienen una sola respuesta, la receta de abajo.

Ingredientes

- 8 huevos grandes
- 2 cucharadas de proteína blanca de huevo en polvo
- 1 taza de leche de coco enlatada
- 1 cucharadita de extracto de vainilla
- ¼ taza de aceite de coco
- ½ cucharadita de canela molida
- ½ cucharadita de stevia líquida
- ¼ cucharadita de nuez moscada molida

Direcciones

1. Saca tu procesador de alimentos y agrega la leche de coco, aceite de coco y los huevos. Mezcla los ingredientes hasta que estén bien mezclados.

2. Agrega el resto de los ingredientes en la procesadora y continúa mezclando hasta que notes que la mezcla se vuelve suave.

3. Coloca una sartén antiadherente a fuego medio.

4. Agrega la masa que acaba de preparar a la sartén. No viertas todo de una sola vez. Usa una taza y vierte ¼ de la masa para cada panqueque que quieras hacer.

5. Cocina la masa hasta que notes que se forman burbujas en la parte superior de la tortita y luego voltéela.

6. Cocine la tortita hasta que la parte inferior se vuelva marrón.

7. Transfiere a un plato y pase a la siguiente tortita.

Batido verde desintoxicante

¡Es hora de ser ecológico por la mañana! Este batido está lleno de toda la bondad verde que puedas pedir. Tiene col rizada, espinacas y apio. Agrega un poco de jugo de limón y tendrás esa increíble frescura para complementar la bebida.

Ingredientes

- 3 cubitos de hielo
- 2 cucharadas de jugo de limón fresco
- 1 taza de col rizada fresca picada
- 1 taza de agua
- 1 cucharada de aceite de coco
- 1 cucharada de jugo de lima fresca
- ½ taza de espinacas bebé frescas
- ¼ taza de apio picada
- ½ cucharadita de extracto líquido de stevia

Direcciones

1. Mezcle la col rizada, las espinacas y el apio en una licuadora. Licúa hasta que los ingredientes estén suaves.

2. Añade el resto de los ingredientes y mezcla de nuevo.

3. Vacía los ingredientes a un vaso grande y bebe inmediatamente.

Muffins de huevo con tomate y mozzarella

Es hora de probar una versión salada de un muffin. El tomate agrega la cantidad adecuada de dulzura mientras que la mozarella le da el sabor agrio para agregar equilibrio a todo el muffin. No te fíes de mi palabra. ¡Pruébalo por ti mismo!

Ingredientes

- 12 huevos grandes (batidos)

- 1 cucharada de mantequilla
- 1 tomate mediano (cortado en dados)
- 1 taza de queso mozzarella (rallado)
- ½ taza de cebolla amarilla (picada)
- ½ taza de leche de coco de lata
- ¼ taza de cebolla verde rebanada
- ¼ cucharadita de sal
- ¼ cucharadita de pimienta

Direcciones

1. Precalienta el horno a unos 350°F (180°C).

2. Rocía ligeramente una bandeja para panecillos con aceite en spray.

3. Coloca una sartén a fuego medio. Añade las cebollas y los tomates. Cocina durante 3-4 minutos hasta que los ingredientes se ablanden.

4. Transfiere la mezcla a los moldes para muffins, asegurándote de dividir en partes iguales.

Bate bien la leche de coco, los huevos, las cebollas verdes, la sal y la pimienta en un tazón pequeño. Transfiérelas igualmente a la bandeja de panecillos. La mejor manera de hacerlo es usando una cuchara.

5. Añade el queso por encima, y hornea la bandeja durante unos 20-25 minutos.

Waffle crujiente de Chai

¿Te gusta el sabor mágico del chai? Bueno, ¿qué tal si transferimos esos sabores a un waffle? Es la combinación perfecta en este desayuno fácil de preparar y delicioso.

Ingredientes

- 4 huevos grandes (separados en yemas y claras)
- 3 cucharadas de aceite de coco (derretido)
- 3 cucharadas de eritritol en polvo
- 3 cucharadas de leche de almendras sin azúcar
- 3 cucharadas de harina de coco

- 1 cucharadita de polvo de hornear
- 1 cucharadita de extracto de vainilla
- ½ cucharadita de canela molida
- ¼ cucharadita de jengibre molido
- ¼ cucharadita de clavo molido
- ¼ cucharadita de cardamomo molido

Direcciones

1. Coloca las claras de huevo en un tazón mientras que las yemas van a otro tazón.

2. Comienza con las claras de huevo, batiéndolas a punto nieve. Deja el tazón a un lado.

3. Pasa a las yemas de huevo. Agrega la harina de coco, el eritritol, el polvo de hornear, la vainilla, la canela, el cardamomo y el clavo y bate todos los ingredientes hasta que estén bien mezclados.

4. Añade el aceite de coco en el bol de las yemas y sigue batiendo. A continuación, añade la leche de almendras manteniendo el batidor en marcha.

5. Es hora de añadir las claras de huevo. Añádelas suavemente en forma envolvente a la yema y asegúrate de que los ingredientes estén bien mezclados.

6. Engrasa la plancha para waffles ligeramente con aceite en spray.

7. Para cada waffle, vierte alrededor de ½ taza de masa en la plancha.

8. Prepara el waffle siguiendo las instrucciones del fabricante de la plancha.

9. Una vez cocido el waffle, colócalo en un plato y trabaja el resto de la masa.

Batido de proteínas con chocolate cremoso

Con el poder de la proteína y la maravillosa textura del chocolate cremoso, podrías hacer de este tu batido de proteínas preferido. Es decir, si es que no te quedas pensando cuál de los otros batidos de este libro podría ser tu favorito.

Ingredientes

- 1 taza de leche de almendras sin azúcar
- 1 cucharada de cacao en polvo sin azúcar
- 1 cucharada de aceite de coco
- ½ taza de yogur integral
- ¼ cucharadita de stevia líquida
- ¼ taza de proteína de clara de huevo con chocolate en polvo

Direcciones

1. Mezcla la leche de almendras, el yogur y las proteínas en polvo en una licuadora. Bate hasta que los ingredientes estén suaves.

2. Añade el resto de los ingredientes y mezclar de nuevo.

3. Vacía los ingredientes a un vaso grande y bebe inmediatamente.

Smoothie Combo de Vainilla y Chai

Un poco de la bondad del chai con el toque de la vainilla. Es como juntar mantequilla de maní y jalea, pero mucho más saludable y delicioso.

Ingredientes

- 1 taza de leche de almendras sin azúcar
- 1 cucharadita de extracto de vainilla
- ½ taza de yogur
- ¼ cucharadita de stevia líquida
- ¼ cucharadita de canela molida
- ¼ cucharadita de jengibre molido
- ¼ cucharadita de clavo molido
- ¼ cucharadita de cardamomo molido

Direcciones

1. Mezcla todos los ingredientes en una licuadora

hasta que los ingredientes estén suaves.

2. Vacía los ingredientes a un vaso grande y bebe inmediatamente.

Panqueques de proteínas con chocolate

El consumo de proteínas no tiene por qué ser aburrido. Ahora, pon tu proteína en un panqueque con un poco de chocolate.

Ingredientes

- 8 huevos grandes
- 2 cucharadas de proteína de clara de huevo en polvo
- 1 cucharadita de extracto de vainilla
- 1 taza de leche de coco en lata
- ¼ taza de aceite de coco
- ¼ taza de cacao en polvo sin azúcar
- ¼ cucharadita de extracto líquido de stevia

Direcciones

1. En el procesador de alimentos vierte la leche de coco, el aceite de coco y los huevos.

2. Mezcla los ingredientes con unas cuantas pulsaciones. Añade el resto de los ingredientes.

3. Continúa mezclando hasta que todos los ingredientes estén suaves.

4. Añade la stevia para darle sabor.

5. Ahora coloca una sartén a fuego medio.

6. Es hora de trabajar con la masa. Usa ¼ taza de masa para cada panqueque que hagas.

7. Comienza a cocinar la tortita hasta que veas que se forman burbujas en la parte superior. Una vez que veas las burbujas, voltea el panqueque y continúa cocinando hasta que se forme una capa marrón en el fondo.

8. Transfiere a un plato y luego usa la masa restante si lo deseas.

Huevos revueltos con espinacas y parmesano

Estos huevos necesitan los adornos adecuados para que se conviertan en algo especial. Las espinacas no añaden sabores fuertes, pero el sabor a nuez del parmesano es un maravilloso complemento tanto para los huevos como para las espinacas.

Ingredientes

- 2 tazas de espinaca bebé fresca
- 2 cucharadas de queso parmesano rallado
- 2 huevos grandes (batidos)
- 1 cucharada de crema espesa
- ¼ cucharadita de sal
- ¼ cucharadita de pimienta
- 1 cucharadita de aceite de coco

Direcciones

1. En un bol añade los huevos batidos. Agrega la crema espesa, sal y pimienta y bate de nuevo hasta que todos los ingredientes estén combinados.

2. Coloca una sartén a fuego medio y vierte el aceite de coco en ella.

3. Pon las espinacas en la sartén y cocina hasta que se marchiten. Esto suele tardar unos 2 minutos.

4. Vierte los ingredientes del tazón en la sartén y cocine hasta que los huevos estén bien cocidos. Esto toma otros 1-2 minutos.

5. Añade el parmesano.

6. Servir caliente.

Waffle de canela

Otra opción de waffles para ti. Esta vez, estamos trayendo el poder picante de la canela con la cantidad correcta de extracto de vainilla para complementar la especia.

Ingredientes

- 4 huevos grandes (separados en yemas y claras)
- 3 cucharadas de harina de coco
- 3 cucharadas de eritritol en polvo
- 1 cucharadita de polvo de hornear
- 1 cucharadita de extracto de vainilla
- ½ taza de crema espesa
- ½ cucharadita de canela molida
- ¼ cucharadita de nuez moscada molida

Direcciones

1. Separa las claras de huevo en un tazón mientras que las yemas van a otro tazón.

2. Comienza con las claras de huevo, batiéndolas hasta que notes que aparecen picos en ellas. Deja el tazón a un lado por ahora.

3. Pasa a las yemas de huevo. Añade la harina de coco, el eritritol, el polvo de hornear, la vainilla, la canela y la nuez moscada y bate todo hasta que se mezclen bien. Añade la crema espesa y bate de nuevo hasta que la mezcla se haya integrado.

4. Por último, transfiere las claras de huevo al bol y continúa mezclando todo.

5. Usa aceite en spray para cubrir la plancha para waffles y precaliéntala.

6. Usa ½ taza de masa para cada waffle que quieras hacer.

7. Preparar el waffle siguiendo las instrucciones de la plancha para waffles.

8. Una vez que el waffle esté listo, pásalo a un plato. Usa el resto de la masa si quieres.

Waffles de calabaza con especias

No es sólo el puré de calabaza lo que resalta el sabor de este plato, sino la combinación de clavo de olor, nuez moscada y canela. Este waffle es un festival de especias, y te invitamos a probarlo (y a engancharte al plato).

Ingredientes

- 4 huevos grandes (separados en yemas y claras)
- 3 cucharadas de eritritol en polvo
- 3 cucharadas de harina de coco
- 1 cucharadita de extracto de vainilla
- 1 cucharadita de polvo de hornear
- ½ taza de puré de calabaza
- ½ cucharadita de canela molida
- ¼ cucharadita de nuez moscada molida
- ¼ cucharadita de clavo molido

Direcciones

1. Separa las claras de huevo y colócalas en un tazón mientras que las yemas van a otro tazón.

2. Comienza con las claras de huevo, batiéndolas hasta que notes que aparecen picos en ellas. Deja el cuenco a un lado por ahora.

3. Pasa a las yemas de huevo. Añada la harina de coco, el eritritol, el polvo de hornear, la vainilla, la canela, la nuez moscada y los clavos de olor y bate bien todos los ingredientes.

4. Añade el puré de calabaza y sigue batiendo. Transfiere las claras de huevo a las yemas y bate un poco más.

5. Use tu aceite en spray para cubrir la plancha para waffles y precalentarla.

6. Usa ½ taza de masa para cada waffle que quieras hacer.

7. Preparar el waffle a base de las instrucciones de la plancha.

8. Una vez que el waffle esté listo, pásalo a un plato. Usa el resto de la masa si quieres.

Té Keto

¿Una buena taza de té por la mañana? ¿Quizás para acompañar tu waffle o panqueque? Por supuesto. Incluso tenemos una versión keto.

Ingredientes

- 2 tazas de agua
- 2 bolsitas de té
- 1 cucharada de ghee
- 1 cucharada de aceite de coco
- ½ cucharadita de extracto de vainilla
- ¼ cucharadita de extracto líquido de stevia

Direcciones

1. Prepara tu té usando las bolsas de té y luego deja a un lado.

2. Toma un recipiente diferente y derrite el ghee.

3. Añade aceite de coco y vainilla al ghee derretido.

4. Vierte el té de la taza en una licuadora. Añade el resto de los ingredientes.

5. Licuarlos hasta que estén suaves.

Avena de Canela y Especias Keto

A veces, sólo necesitas una buena avena para empezar el día. Pero de ninguna manera vas a recurrir a las mismas cosas de siempre. ¡Es hora de darle un poco de sabor!

Ingredientes

- 10 gotas de stevia líquida
- 3 cucharadas de eritritol (en polvo)
- 3 cucharadas de mantequilla
- 3 tazas de leche de coco
- 2 tazas de queso crema
- 1 cucharadita de canela
- 1 cucharadita de jarabe de arce sin azúcar
- 1 taza de nueces trituradas
- ½ cucharadita de vainilla
- ½ taza de ramilletes de coliflor

- ¼ taza de semillas de lino
- ¼ cucharadita de pimienta inglesa
- ¼ cucharadita de nuez moscada
- ¼ taza de crema espesa
- ¼ taza de semillas de chía

Direcciones

1. Añade los ramilletes de coliflor al procesador de alimentos y procésalos bien.

2. Toma una olla y colócala a fuego medio. Añade la leche de coco.

3. En otra olla, agrega las nueces trituradas y cocina a fuego lento para tostar.

4. Añade la coliflor a la leche de coco y calentar la mezcla hasta que empiece a hervir. Cuando lo veas hirviendo, baja el fuego para que hierva a fuego lento.

5. Añade todas las especias a la leche de coco y mezcla los ingredientes.

6. Agrega el eritritol, la stevia, el lino y las semillas de chía a la leche de coco y mézclalos todos juntos.

7. Mezcla la crema, la mantequilla y el queso crema en la olla.

8. Vacía a un tazón.

Desayuno Fiesta Mexicana Keto

Hola y bienvenidos al plato que traerá algunos sabores mexicanos, todo siguiendo la dieta keto! ¿Crees que es imposible? Bueno, ¡lo hicimos posible!

Ingredientes

- 4 huevos (escalfados)
- 2 cucharadas de crema agria
- 2 cucharadas de aceitunas (picadas)
- 2 cucharadas de cilantro (picado)
- ¼ taza de salsa con trozos
- ¼ taza de queso cheddar (rallado)

- ¼ taza de aguacate (picado en trozos)

Direcciones

1. Preparar los huevos escalfándolos.

2. Luego, toma un tazón que sea seguro para el microondas y añade la salsa. Caliéntalo en el interior del microondas (que debe tardar entre 30 y 45 segundos).

3. Transfiere los huevos escalfados a un plato y luego coloca salsa, crema agria, aceitunas, queso, aguacate y perejil.

Desayuno Shufflin' Soufflé

Este soufflé es tan suave que no podrás evitar hacer un poco de barullo después de probarlo.

Ingredientes

- 3 cucharadas de mantequilla sin sal

- ½ taza de claras de huevo

- ½ taza de champiñones en rodajas finas

- ½ taza de queso de cabra fresco

- ½ Tomate mediano (en rodajas finas)

- ¼ cucharadita de sal

- ¼ cucharadita de pimienta

Direcciones

1. Comienza por precalentar el horno a 400°F (200°C).

2. Saca un bol y combina los huevos, sal y pimienta y bátelos juntos.

3. Coloca una sartén a fuego medio-alto. Agrega la mantequilla a la sartén y espera a que se derrita. Añade los champiñones y saltéalos hasta que estén blandos.

4. Agrega las rodajas de tomate. Revuelve un poco los ingredientes.

5. Añade el queso en el bol con las claras de huevo.

Mezcla con las claras.

6. Vierte la mezcla de clara de huevo en la sartén.

7. Vacía todo a la sartén y hornea durante unos 8 minutos.

8. ¡Transfiere a un plato y disfruta!

Hash Browns de Coliflor

No podíamos completar la sección de desayunos sin que nos dieran una receta de hash browns. La mejor parte es que si necesitas preparar un desayuno rápido, entonces esta es tu receta.

Ingredientes

- 2 tazas de flores de coliflor
- 1 taza de harina sin gluten
- 1 cebolla (picada)
- 2 cucharadas de mantequilla (más si es necesario)

- ¼ cucharadita de sal

- ¼ cucharadita de pimienta

Direcciones

1. En un bol pequeño, añade la harina, la coliflor, la cebolla, la sal y la pimienta y mézclalos bien.

2. Saca una sartén y colócala a fuego medio.

3. Añade la mantequilla.

4. Saca la coliflor y la mezcla de harina en una cuchara y enróllala en una bola. No te preocupe si la mezcla no se adhiere. Lo hará una vez que se haya transferido a la sartén. Presione la bola con una cuchara hasta que tome forma de disco.

5. Deja que un lado se fría y dore de un bonito color marrón. Esto generalmente toma de 3 a 4 minutos. Cuando un lado esté listo, dale la vuelta y trabaja en el otro lado.

6. Transfiere el hash brown a un plato. Usa el resto de la mezcla de harina para obtener más hash browns. Añade más mantequilla si fuera necesario.

Capítulo 4: Comidas deliciosas

Las tardes son para tomar un descanso del pesado día o para relajarse en casa.

La mejor manera de hacer todo eso es tener un plato de almuerzo saludable y delicioso a tu lado, donde cada bocado rebose de sabores. Bienvenido al siguiente paso de nuestro viaje, donde tus papilas gustativas bailarán, explorarán y experimentarán platos que nunca pensaste que serían posibles con ingredientes vegetarianos.

Bueno, lo son.

Ensalada vegetariana de tacos con aderezo de aguacate y limón

Otra especialidad mexicana, y vamos a hacerla al estilo keto. ¡Así que vamos a empezar!

Ingredientes para la ensalada

- 15 onzas de frijoles negros (escurridos y enjuagados)

- 4 onzas de mezcla de primavera (o una mezcla de tus verduras favoritas)

- 3 tallos de cebolla verde (picada)

- 2 tomates romanos (picados)

- 2 cucharadas de cilantro (recién cortado)

- 2 mazorcas de maíz (cocidas y sin maíz)

- 1 aguacate (picado)

- ½ taza de queso cotija (desmenuzado)

- ¼ taza de tiras de tortilla tricolor

- ¼ cebolla roja (picada)

- ¼ cucharadita de sal

- ¼ cucharadita de pimienta

Ingredientes para el aderezo de aguacate y limón

- 4 cucharadas de agua

- 1 aguacate

- 1 cucharada de mayonesa

- 1 cucharada de cilantro

- 1 cucharada de aceite de oliva extra virgen
- 1 cucharadita de jugo de limón
- ¼ cucharadita de cebolla en polvo
- ¼ cucharadita de ajo en polvo
- ¼ cucharadita de sal
- ¼ cucharadita de pimienta
- ⅛ cucharadita de azúcar o stevia opcional

Direcciones

1. Para hacer la ensalada, saca un tazón grande.

2. Agrega todos los ingredientes de la ensalada (reserva la sal y la pimienta para el final), y luego mézclalos. Añadir la sal y la pimienta.

3. Para el aderezo, vierte todos los ingredientes del aderezo en una licuadora.

4. Licúa hasta que todos los ingredientes estén suaves.

5. A continuación, coloca la ensalada en un plato.

Vierte el aderezo sobre la ensalada.

6. ¡Disfruta!

Ensalada de huevo con lechuga

Un poco de ensalada de huevo hace que el almuerzo sea ligero. Pero, ¿cuál es la mejor manera de hacerlos? Bueno, usa la receta de abajo.

Ingredientes

- 4 tazas de lechuga fresca (picada)
- 3 cucharadas de mayonesa
- 3 huevos duros grandes (enfriados)
- 1 cucharada de perejil fresco (picado)
- 1 cucharadita de jugo de limón fresco
- 1 tallo pequeño de apio (cortado en dados)
- ¼ cucharadita de sal
- ¼ cucharadita de pimienta

Direcciones

1. Pela y corta los huevos en dados y reserva en un pequeño tazón.

2. Agrega el apio, la mayonesa, el perejil, el jugo de limón, la sal y la pimienta. Mezcla todos los ingredientes.

3. Saca una lechuga fresca y colócala en un plato. Añade la mezcla encima.

4. Tu ensalada de huevo está lista.

Sopa de huevo

A veces, es posible que sólo quieras tomar un poco de sopa durante el almuerzo. O tal vez te gustaría usar la sopa junto con otro plato. ¡Aquí está tu sopa de huevo saludable lista para llevar!

Ingredientes

- 6 huevos grandes (batidos)
- 5 tazas de caldo de verduras
- 4 cubos de caldo vegetal
- 1 cucharada de pasta de ajo con chile
- ½ cebolla verde (en rodajas)

Direcciones

1. Coloca una cacerola a fuego medio. Añade el caldo de verduras a la cacerola.

2. Tritura los cubos de caldo y mézclalos en el caldo de la cacerola.

3. Lleva a ebullición y agrega la pasta de ajo con chile.

4. Cocina hasta que hierva, luego retira del fuego.

5. Sacar el batidor y empezar a mezclar el caldo. A medida que la batas, agrega lentamente los huevos batidos.

6. Deja reposar los huevos durante unos 2 minutos y sírvelos con cebolla verde cortada en rodajas.

Ensalada de primavera coronada con parmesano

La mayoría de las ensaladas de este libro son fáciles de preparar, así que puedes prepararlas para un bocado rápido, incluyendo esta, que combina el sabor de un vinagre de vino tinto y el sabor a nuez del parmesano para obtener un buen resultado.

Ingredientes

- 4 onzas de verduras mixtas de primavera
- 2 cucharadas de vinagre de vino tinto
- 1 cucharada de mostaza Dijon
- ½ cebolla roja pequeña (en rodajas)
- ¼ cucharadita de extracto líquido de stevia, al gusto
- ¼ taza de piñones tostados
- ¼ taza de parmesano rallado
- ¼ cucharadita de sal

- ¼ cucharadita de pimienta

Direcciones

1. En un recipiente pequeño, combina el vinagre de vino tinto y la mostaza. Bátelos para que estén bien mezclados.

2. Añadir la sal y la pimienta. Batir un poco el aderezo y añadir la stevia. Batir de nuevo.

3. En otro tazón, agrega las verduras de primavera, la cebolla roja, los piñones y el parmesano. Mezcla.

4. Vierte el aderezo de vinagre de vino tinto encima.

Sopa de espinacas y coliflor

¿Qué tal un poco de sopa saludable para alegrarte el día? En esta sopa, tenemos los beneficios dobles de la espinaca y la coliflor mezclados con la cremosidad de la leche de coco.

Ingredientes

- 8 onzas de espinaca bebé fresca (picada)
- 3 tazas de caldo de verduras
- 2 dientes de ajo (picados)
- 2 tazas de coliflor picada
- 1 cucharada de aceite de coco
- 1 cebolla amarilla pequeña (picada)
- ½ taza de leche de coco enlatada
- ¼ cucharadita de sal
- ¼ cucharadita de pimienta

Direcciones

1. Coloca una cacerola a fuego medio a fuerte. Calentar el aceite en la cacerola y añadir la cebolla y el ajo.

2. Saltear durante 4-5 minutos hasta que estén dorados, luego agregar la coliflor.

3. Cocina por 5 minutos hasta que vea que la coliflor se vuelve marrón. Agrega las espinacas.

4. Deja que se cocine durante 2 minutos hasta que se marchite, luego añade el caldo y lleva a ebullición.

5. Retira la mezcla del fuego. Vierte todo en una licuadora y luego hacer puré la sopa. Licúa los ingredientes hasta que notes que quedan suaves.

6. Agrega la leche de coco, la sal y la pimienta. Mezcla de nuevo.

7. Vacía a un tazón y disfrútala caliente.

Ensalada de espinacas y aguacate con almendras

¿Tienes menos tiempo del que se necesita para preparar una ensalada? Entonces, tenemos una receta que te ahorrará tiempo. Si tienes los ingredientes, la ensalada puede prepararse en cualquier lugar que desees.

Ingredientes

- 4 tazas de espinaca bebé fresca

- 2 cucharadas de aceite de oliva

- 1 cucharada de vinagre balsámico

- 1 aguacate mediano, cortado en rodajas finas

- ½ cucharada de mostaza de Dijon

- ¼ taza de almendras en rodajas (tostadas)

- ¼ cucharadita de sal

- ¼ cucharadita de pimienta

Direcciones

1. Mezcla en un tazón las espinacas junto con el aceite de oliva, el vinagre balsámico, la mostaza de Dijon, la sal y la pimienta. Asegúrate de mezclarlos bien.

2. Ya casi terminas con la ensalada.

3. Sólo tienes que dividirlos en dos platos por igual. Decora con almendras tostadas y aguacates.

Ensalada picada rápida (cuando no puedes esperar)

¿Qué pasa si realmente tienes prisa y te gustaría acortar el tiempo de preparación de tu ensalada? Bueno, puedes usar la siguiente receta para preparar en una deliciosa ensalada aún más rápido que la receta anterior.

Ingredientes

- 4 tazas de lechuga fresca picada
- 2 huevos duros (pelados y cortados en rodajas)
- 1 aguacate pequeño (deshuesado y picado)
- ½ taza de tomates cherry (cortados por la mitad)
- ½ taza de queso cheddar rallado
- ¼ taza de pepino picado

Direcciones

1. Divide la lechuga entre dos platos de ensalada o

tazones.

2. Cubre las ensaladas con cubitos de aguacate, tomate y apio.

3. Añadir el huevo en rodajas y el queso rallado.

4. Sirve las ensaladas con tu aderezo favorito que sea compatible con la dieta keto.

5. ¡Eso es todo! Bastante rápido, ¿no?

Sándwich de aguacate, lechuga y tomate

A veces, todo lo que necesitas es un buen sándwich para almorzar. El aguacate y la lechuga añaden la textura perfecta al sándwich, mientras que la dulzura del tomate lo convierte en una maravillosa adición. ¿Y adivina qué? ¡Vamos a hacer el pan en nuestros hornos de confianza!

Ingredientes

- 1 huevo grande (separado)

- 1 rodaja de tomate

- 1 onza de queso crema, ablandado

- ¼ cucharadita de crema tártara

- ¼ cucharadita de sal

- ¼ taza de aguacate rebanado

- ¼ taza de lechuga picada

Direcciones

1. Comenzaremos con el pan primero. Precalienta el horno a 300°F (150°C).

2. Saca una bandeja de horno y forrarla con papel de horno.

3. En un bol, bate las claras de huevo con la crema de tártaro y sal hasta que se formen picos suaves.

4. En un recipiente aparte, agrega el queso crema y la yema de huevo hasta que estén suaves y de color amarillo pálido. Bate todos los ingredientes juntos.

5. Ahora toma las claras de huevo y añade

suavemente en el segundo tazón poco a poco hasta que estén suaves y bien combinadas.

6. Saca la masa con una cuchara y repártela sobre el papel de horno en dos círculos iguales.

7. Hornea durante unos 25 minutos hasta que empieces a notar que el pan se ha vuelto firme y de color marrón claro.

8. Saca el pan y termina la preparación añadiendo el aguacate, la lechuga y el tomate.

Cazuela de alcachofas y espinacas

Al añadir dos quesos diferentes a este plato, estás añadiendo una textura rica y cremosa mientras juegas con algunos sabores increíbles. El pimiento rojo le agregará ese toque picante sin ser demasiado para tus papilas gustativas. ¡Después de todo, queremos picar la lengua, no quemarla!

Ingredientes

- 16 huevos grandes

- 2 tazas corazones de alcachofa
- 2 tazas de espinacas (limpias y bien escurridas)
- 1 taza de queso cheddar blanco
- 1 cucharadita de sal
- 1 diente de ajo (picado)
- ½ taza de queso parmesano
- ½ taza de queso ricotta
- ½ cucharadita de tomillo seco
- ½ cucharadita de pimiento rojo triturado
- ¼ taza de cebolla (picada)
- ¼ taza de leche

Direcciones

1. Precalienta el horno a 350°F (180°C). Saca un molde para hornear y rocíalo con aceite en spray. Rompe los huevos en un recipiente grande y añade la leche. Bate bien los huevos para combinarlos.

2. Coge otro tazón y rompe los corazones de

alcachofa en trozos pequeños. Separar las hojas. Utiliza toallas de papel para eliminar el exceso de líquido de las espinacas.

3. Añadir las alcachofas y las espinacas a la mezcla de huevo. Agrega todos los ingredientes restantes, excepto el queso ricotta, y revuelve para combinar.

4. Vierte la mezcla en el molde para hornear.

5. Reparte uniformemente el queso sobre la cazuela.

6. Pon la bandeja en el horno durante 30-35 minutos.

7. Para comprobar si la cazuela está bien cocida, saca el plato y agítalo un poco. Si el centro del plato no se sacude, ¡entonces ya tienes una cazuela bien cocida!

¡Sacudiendo a Shakshuka!

Shakshuka es una comida abundante que se puede disfrutar en cualquier momento, incluso durante el desayuno o la cena. ¡Incluso el nombre en sí mismo es divertido! Imagínate decirle a alguien que estás preparando shakshuka. Eso definitivamente elevará los niveles de curiosidad de cualquiera. No te preocupes por la pimienta que vamos a añadir. La salsa marinara dulce evitará que sea demasiado picante.

Ingredientes

- 4 huevos
- 1 taza de salsa marinara
- 1 pimiento picante
- 1 cucharadita de albahaca fresca
- ¼ taza de queso feta
- ¼ cucharadita de comino
- ¼ cucharadita de sal
- ¼ cucharadita de pimienta

Direcciones

1. Comienza por precalentar el horno a unos 400°F (200°C).

2. Coloca una sartén a fuego medio. Añadir la marinara y el pimiento en la sartén. Deja que el pimiento se cocine en la marina. Esto debería tomar unos 5 minutos.

3. Romper y añadir suavemente los huevos a la salsa marinara.

4. Luego, espolvorear sobre los huevos el queso feta y sazonar con sal, pimienta y comino. Asegúrate de distribuir el queso uniformemente sobre la marinara.

5. Normalment, te pedirán que transfieras la mezcla de marinara a una bandeja para hornear. Pero esta vez, no lo haremos. ¡Vamos a poner la sartén en el horno! Conveniente, ¿eh?

6. Deja que la sartén permanezca en el horno durante unos 10 minutos.

7. Una vez que hayas notado que los huevos están cocidos (pero todavía blandos), saca la sartén del horno.

8. ¡Y eso es todo! ¡Transfiere a un plato y disfruta!

Buñuelos de queso y brócoli

Disfrutar de los buñuelos no significa que tengas que renunciar a los sabores. Sólo significa que vas a utilizar algunos ingredientes maravillosos y saludables para obtener resultados increíbles. ¡Para este plato, vamos a preparar el plato y también una salsa!

Ingredientes para los buñuelos

- 7 cucharadas de harina de linaza
- 2 huevos grandes
- 2 cucharaditas de polvo de hornear
- ¾ taza de harina de almendras
- ½ taza de queso mozzarella
- ½ taza de brócoli fresco
- ¼ cucharadita de sal
- ¼ cucharadita de pimienta

Ingredientes para la salsa

- ½ cucharada de zumo de limón
- ¼ taza de mayonesa
- ¼ taza de eneldo fresco picado
- ¼ cucharadita de sal
- ¼ cucharadita de pimienta

Direcciones

1. Añade el brócoli a un procesador de alimentos. Procesa hasta que veas que se vuelve suave.

2. Vacía el brócoli en un tazón. Mezcla el queso, la harina de almendras, 4 cucharadas de harina de linaza y polvo de hornear con el brócoli.

3. Añadir los 2 huevos y mezclar bien todos los ingredientes hasta que todo esté bien integrado.

4. Elabora unas bolas con la masa. Cubre con un poco de harina de linaza. Continúa haciendo esto con la masa restante. Puedes usar una toalla de papel para poner los buñuelos de masa.

5. Es hora de sacar tu freidora. Precalienta a unos 375°F (190°C).

6. Saca la cesta y coloca los buñuelos de brócoli y queso dentro de ella. Asegúrate de no llenar demasiado.

7. Freír los buñuelos hasta que estén dorados, unos 3-5 minutos.

Calabacines rellenos con Marinara

Hacer un calabacín relleno no es complicado, como se verá en este plato. La mejor parte es que puedes prepararlos para tus amigos o familiares y mostrar tus habilidades culinarias.

Ingredientes

- 4 calabacines de tamaño mediano
- 1-½ tazas de salsa marinara
- ½ taza de queso de cabra

- 1 cucharadita de perejil picado

Direcciones

1. Precalienta el horno a 400°F (200° C).

2. Corta el calabacín por la mitad a lo largo y retira las semillas, dejando el calabacín ahuecado.

3. Alista una bandeja para hornear con el papel para horno y luego coloca el calabacín encima.

4. Sazone con sal kosher y pimienta negra recién molida.

5. Usando la mitad del queso de cabra que tienes, esparce una pequeña cantidad en el fondo de cada calabacín.

6. Agrega la salsa marinara encima. Espolvorea el queso de cabra restante uniformemente sobre la salsa.

7. Coloca la bandeja en el horno y hornear los calabacines hasta que el queso de cabra esté blando y la marinara burbujee.

8. Esto suele tardar unos 10 minutos.

9. Estás listo para comer el calabacín o mostrar tus habilidades a los demás.

Bistec de coliflor

Uno de los cambios que empiezas a notar en la dieta keto es el hecho de que si antes no te gustaba la coliflor, ahora empiezas a disfrutarla por la variedad de formas en que puedes cocinarla. Si antes ya te gustaba la coliflor, entonces esta receta va a crear un nuevo amor por la verdura.

Ingredientes

- 4 cucharadas de mantequilla
- 2 cucharadas de mezcla de condimentos (tu favorito)
- 1 coliflor de cabeza grande
- 1 cucharadita de sal

- ¼ taza de queso parmesano

- ¼ cucharadita de pimienta

Direcciones

1. Precalienta el horno a 400°F (200°C).

2. Si la coliflor tiene hojas, quítaselas.

3. Cortar la coliflor a lo largo, empezando por la parte superior y cortando todo el núcleo. Usando este método, corta rebanadas de coliflores que sean idealmente de 1 pulgada de grosor.

4. Derrite la mantequilla en el microondas. Sácala y añádele el condimento. Haz una pasta con la mantequilla.

5. Con un pincel, cubrir las coliflores con la mantequilla de especias.

6. Espolvorear con sal y pimienta.

7. Calienta una sartén antiadherente a fuego medio. Coloca los bistecs de coliflor en la sartén y cocínalos de 2 a 3 minutos o hasta que adquieran un tono marrón claro.

8. Una vez que un lado esté dorado, voltea los bistecs y cocina el otro lado.

9. Prepara una bandeja de hornear con un papel para horno. Coloca las coliflores en la bandeja para hornear.

10. Poner la bandeja en el horno y hornear las coliflores durante 15-20 minutos.

11. Sacar del horno, espolvorear con queso parmesano y servir caliente.

Ensalada de col cremosa de lima

Esta ensalada de col es el acompañamiento perfecto para cualquiera de los platos de la cena que has visto aquí. Pero si estás de humor para algo ligero, entonces puedes comer esto solamente. El truco de este plato es la lima y el toque que añade a todos los sabores.

Ingredientes

- 2 limas (jugosas)

- 1-½ tazas de ensalada de col
- 1-½ aguacates
- 1 diente de ajo
- 1 cucharadita de cilantro
- ½ cucharadita de sal
- ¼ taza de hojas de cilantro
- ¼ taza de agua

Direcciones

1. En un procesador de alimentos agrega el ajo y el cilantro y mézclalos hasta que estén picados.

2. Agrega el jugo de lima, los aguacates y el agua. Continúa mezclando hasta que todo esté cremoso.

3. Retira la mezcla de aguacate y mézclela con la ensalada de col en un tazón grande. Será un poco espeso, pero cubrirá bien la ensalada.

4. Para obtener mejores resultados, refrigera por unas horas antes de comer para ablandar el repollo.

Hummus de coliflor

Piensa en algunas de las recetas de aquí para la cena. ¿No sería mejor si hubiera algún tipo de salsa para acompañar? Tu deseo ha sido concedido.

Ingredientes

- 3 tazas de ramilletes de coliflor cruda
- 3 dientes enteros de ajo
- 3 cucharadas de aceite de oliva extra virgen
- 3 cucharadas de jugo de limón
- 2 cucharadas de agua
- 2 dientes de ajo crudos (machacados - estos son dientes de ajo adicionales que se utilizarán por separado)
- 2 cucharadas de aceite de oliva extra virgen
- 1-½ cucharadas de pasta de tahini
- ¾ cucharadita de sal kosher

- ½ cucharadita de pimentón ahumado

Direcciones

1. En un plato que sea seguro para el microondas combina la coliflor, el agua, 2 cucharadas de aceite de oliva, aproximadamente ½ cucharadita de sal kosher, y los 3 dientes de ajo enteros.

2. Coloca el recipiente en el microondas durante unos 15 minutos o hasta que se ablande y oscurezca su color.

3. Poner la mezcla de coliflor en una licuadora y licuar. Agrega la pasta de tahini, el jugo de limón, 2 dientes de ajo crudos, 3 cucharadas de aceite de oliva y el resto de la sal kosher. Mezcla todos juntos hasta que se vean suaves. Si deseas añadir más sabores, prueba el puré y realiza los ajustes necesarios.

4. Para servir, coloca el hummus en un bol y rocía con aceite de oliva extra virgen y un poco de pimentón molido. Usa rodajas finas de manzanas agrias, palitos de apio, rábano u otros vegetales para zambullir.

Wrap Griego

Vamos a hacer un viaje a Grecia para familiarizarnos con su cocina (no es un juego de palabras). Vamos a ver una manera única de comer sus verduras.

Ingredientes para el wrap

- 8 aceitunas kalamata enteras (cortadas a la mitad)
- 4 tomates cherry grandes (cortados a la mitad)
- 4 hojas grandes de col verde (lavadas)
- 1 pepino mediano (en rodajas)
- ½ pimiento rojo mediano (en rodajas)
- ½ taza cebolla morada (picada)
- ½ Bloque feta (cortado en tiras)

Ingredientes para la salsa tzatziki

- 2 cucharadas de aceite de oliva

- 2 cucharadas de eneldo fresco picado
- 1 taza de yogur griego natural
- 1 cucharadita de ajo en polvo
- 1 cucharada de vinagre blanco
- ¼ taza de pepino (sin semillas y rallado)
- ¼ cucharadita de sal
- ¼ cucharadita de pimienta

Direcciones

1. En un bol mezclar todos los ingredientes de la salsa tzatziki. Una vez mezclados, guardarlos en la nevera. Asegúrese de sacar toda el agua del pepino después de rallarlo.

2. Ahora vamos a preparar las envolturas de col verde. Empezamos lavando bien las hojas y recortando el tallo fibroso de cada hoja.

3. Extender 2 cucharadas de tzatziki en el centro de cada envoltura y esparcir la salsa por la superficie.

4. Agrega el pepino, el pimiento, la cebolla, las

aceitunas, el feta y los tomates en el centro del wrap.

5. Envuelve el wrap como si estuvieras doblando un burrito. Si no has doblado un burrito antes, ¡entonces no te preocupes! Así es como se hace. Comienzas doblando cada lado hacia el centro. A continuación, se dobla el extremo redondeado sobre el relleno y se enrolla.

6. ¡Y eso es todo! ¡Puedes cortar el wrap por la mitad y servirlo con el tzatziki sobrante o envolverlo en plástico para una comida rápida a la hora del almuerzo!

Sopa de calabacín y Gota de huevo

Esta sopa viene con una linda sorpresita. ¡Tiene fideos! De hecho, es posible que no creas de qué están hechos estos fideos. Todo el plato es abundante, lleno y con ese sabor a ajo picado.

Ingredientes

- 8 tazas de caldo de verduras (dividido)

- 5 tazas de hongos shiitake (en rodajas)

- 5 cucharadas de salsa de soya baja en sodio

- 4 calabacines medianos y grandes

- 4 huevos grandes (batidos)

- 3 cucharadas de maicena

- 2 cucharadas de aceite de oliva extra virgen

- 2 tazas de agua (dividida en 1 taza)

- 2 cucharadas de jengibre picado

- 2 tazas de cebollines finamente rebanados (divididos)

- ½ cucharaditas de hojuelas de pimiento rojo

- ½ cucharaditas de sal

- ½ cucharaditas de pimienta

Direcciones

1. Lo primero que tenemos que hacer es crear fideos de calabacín. Primero vamos a cortar las tapas del calabacín. Luego, corta el calabacín en dos

mitades.

2. A continuación, vamos a pasar el calabacín por un Cortador de Verduras en Espiral. Una vez terminado, ¡tienes unos fideos muy buenos! Espera, ¿pensaste que íbamos a usar fideos comprados en la tienda? ¡De ninguna manera!

3. En una olla grande, calienta el aceite de oliva a fuego medio-alto.

4. Añade el jengibre picado y cocina, revolviendo, durante 2 minutos.

5. Añadir los hongos shiitake y una cucharada de agua y cocinar hasta que los hongos empiecen a sudar.

6. Agrega 7 tazas de caldo de verduras, el agua restante, las hojuelas de pimiento rojo, la salsa de tamari y 1-½ tazas de cebollines picados. Lleva a ebullición, revolviendo ocasionalmente.

7. Mientras tanto, mezcla el resto de la taza de caldo de verduras con la maicena y bate hasta que esté completamente suave.

8. Mientras revuelves la sopa, vierte lentamente los huevos batidos en un chorro fino. Continúa

revolviendo hasta que todo el huevo esté incorporado.

9. Lentamente vierte la mezcla de maicena en la sopa y cocina por 4-5 minutos para espesar.

10. Sazona al gusto con sal y pimienta (normalmente añado sólo un poco de pimienta, y si estoy usando un caldo vegetal lleno de sodio, no necesito más sal).

11. Agrega los fideos espirales de calabacín a la olla y cocina, revolviendo, durante unos 2 minutos, o hasta que los fideos estén suaves y flexibles (¡recuerda que continuarán cocinándose en tu tazón!).

12. Servir cubierto con el resto de los cebollines.

13. ¿Quién iba a pensar que los fideos se podían hacer con calabacín?

Curry Rojo Vegetariano

¿Has oído hablar del curry rojo tailandés? ¿Alguna vez lo has probado? Bueno, bienvenido al mundo del curry rojo vegetariano. Oh, y seguirá incluyendo el sabor a coco tan popular entre los curry rojos tradicionales.

Ingredientes

- 4 cucharadas de aceite de coco
- 2 cucharaditas de salsa de soja
- 1 taza de ramilletes de brócoli
- 1 cucharadita de ajo picado
- 1 cucharada de pasta de curry rojo
- 1 cucharadita de jengibre picado
- 1 puñado grande de espinacas
- ½ taza de crema de coco (o leche de coco)
- ¼ Cebolla mediana

Direcciones

1. Poner una sartén a fuego medio y añadir unas 2 cucharadas de aceite.

2. Cuando el aceite esté caliente, añade la cebolla a la

sartén y deja que chisporrotee. Dejar cocer durante 3-4 minutos para que se caramelice y se vuelva semitransparente.

3. Una vez que esto suceda, agrega el ajo a la sartén y deja que se dore un poco. Esto normalmente tarda unos 30 segundos.

4. Baja el fuego a medio-bajo y agrega los ramilletes de brócoli a la sartén. Revuelve todo bien. Deja que el brócoli tome los sabores de la cebolla y el ajo. Esto debería tomar de 1 a 2 minutos.

5. Mueve todo en la sartén a un lado y agrega 1 cucharada de pasta de curry roja. Quieres que golpee el fondo de la sartén para que todos los sabores puedan ser liberados de las especias.

6. Una vez que la pasta de curry roja empiece a oler picante, mezcla todo de nuevo y añade un puñado grande de espinacas por encima.

7. Dejar que las espinacas se marchiten un poco. Una vez hecho esto, añadir la leche de coco y mezclar todo bien.

8. Revuelve todo junto y luego agrega las 2 cucharadas restantes de aceite de coco, 2 cucharadas de salsa de soja y jengibre picado. Deja

que todos los ingredientes se cocinen a fuego lento durante 5-10 minutos, dependiendo de cuán espesa quieras la salsa.

9. Eso es todo. Sacar el plato y servir. Puedes complementar fácilmente el curry rojo con la receta de los buñuelos que se mencionó anteriormente.

Capítulo 5: La bondad de una cena deliciosa

La hora de la cena se trata de sentarse frente a una deliciosa comida. Puedes elegir comer la comida solo o mientras ves tu película favorita.

Lo importante es que tengas algo que no sólo llene tu estómago hasta el día siguiente, sino que no te haga sentir hinchado (lo cual no es algo que quieras experimentar justo antes de irte a la cama).

Abajo, veras algunas recetas cuidadosamente seleccionadas para la cena que pueden ir bien por sí solas o junto con tu receta favorita de batidos del Capítulo 3.

Adelante a los maravillosos secretos de la cena y a los platos de buen gusto.

Champiñones al Horno al Estilo Italiano

A todo el mundo le encantan los hongos. Así que traigamos los sabores de Italia a este plato que realmente parece simple de preparar pero que tiene tanto en él. El resultado final: algo hermoso y delicioso.

Ingredientes

- 4 hongos Portobello
- 2 cucharadas de ghee
- 2 cucharadas de albahaca fresca
- 1 taza de queso parmesano rallado
- 1 lata grande de tomates (sin azúcar)
- 1 cucharada de perejil fresco
- 1 cucharadita de orégano seco
- ¼ cucharadita de sal (2 cucharadas de ¼ cada una - 1 para los hongos y 1 más tarde para los tomates enlatados)
- ¼ cucharadita de pimienta

Direcciones

1. Precalienta el horno a 400°F (200°C).
2. A continuación, limpia los champiñones y córtalos como desees.

3. Saca una sartén antiadherente y colócala a fuego medio. Añadir el ghee en la sartén.

4. Agregar los hongos a la sartén y sazonar con sal y pimienta. Mezclar todo y dejar cocer los ingredientes durante unos 5 minutos.

5. Sacar una bandeja de horno y colocar las setas en su interior.

6. Lava la albahaca, el perejil y el orégano. Córtalos bien.

7. En un recipiente, agrega los tomates enlatados y cubre con las hierbas que acabas de picar. Añade el resto de la sal.

8. Esparce todo con tu parmesano rallado.

9. Coloca la bandeja en el horno durante unos 25 minutos.

10. Después de eso, sácala y colócala en una rejilla de enfriamiento o en cualquier otra superficie para que se enfríe durante un par de minutos.

Espinaca Ricotta al horno

¿Por qué no enloquecer por un poco de ricotta? Y ya que estamos en eso, ¿por qué no añadir dos tipos más de queso para que la fiesta más cursi empiece en tus papilas gustativas?

Ingredientes

- 4 tazas de espinacas congeladas
- 2 huevos
- 2 tazas de ricotta
- 1 diente de ajo (finamente picado)
- 1 cucharada de aceite de oliva extra virgen
- 1 cucharadita de caldo orgánico en gránulos
- ½ cucharadita sal
- ½ cucharadita de nuez moscada
- ½ cucharadita de pimentón
- ½ cucharadita de pimienta
- ½ taza mozzarella
- ¼ taza de crema de leche doble
- ¼ taza de parmesano

Direcciones

1. Toma el wok y colócalo a fuego medio-alto. Añadir el aceite de oliva.

2. Agrega la espinaca, el ajo, el caldo en gránulos, la pimienta, la nuez moscada y el pimentón.

3. Revuelve y cocina hasta que los ingredientes se vean secos. Deja el wok para que se enfríe.

4. Precalienta el horno a 400°F (200°C).

5. Ahora lleva los huevos a un tazón y bátelos.

6. Añada la ricotta y bate de nuevo. Añadir la crema y seguir batiendo.

7. Añade ¼ de sal, las espinacas del wok (que ya deberían estar frías), la mitad del parmesano y toda la mozzarella.

8. Revuelve todo junto. Ahora saca una bandeja de hornear y coloca los ingredientes en ella.

9. Usa una cuchara para nivelar la superficie. Añade el resto del parmesano uniformemente por

encima.

10. Hornea durante unos 40-50 minutos o hasta que la capa superior adquiera un color dorado.

11. Una vez hecho esto, sacar el plato y servir.

Pizza de clara de huevo

Si estás planeando una fiesta de pizza, olvídate de comprarlas de la cadena local, donde es más probable que vaya a estar lleno de una gran cantidad de grasa. En su lugar, prueba esta opción saludable.

Ingredientes

- 2 cucharadas de aceite de oliva extra virgen
- 2 cucharadas de salsa Alfredo rápida a base de huevo
- 2 huevos grandes
- 2 cucharadas de queso Monterey Jack (rallado)
- 1 cucharada de agua

- 1 cucharada de cebolla verde (picada)
- ½ cucharadita de comino
- ½ cucharadita de sal Kosher
- ½ cucharadita de pimienta
- ½ jalapeño encurtido (picado)

Direcciones

1. Comience por precalentar el horno a 350°F (180°C).

2. Coloca una sartén a fuego medio-alto. Añadir el aceite de oliva. Distribuye el aceite por los lados de la sartén lo mejor que puedas.

3. En un tazón, agrega comino, sal kosher y pimienta a los huevos. Añadir el agua y batir con un tenedor o un batidor hasta que quede espumosa.

4. Verter los huevos en la sartén y cocinarlos hasta que los huevos estén firmes en el fondo.

5. Puedes notar que la parte superior puede verse un poco tambaleante. ¡Pero eso está bien! Seguirán

estando un poco húmedos y tambaleantes en la parte superior.

6. Añadir la salsa Alfredo rápida de huevo y la mitad del jalapeño en escabeche picado. Añade el queso rallado y la cebolla verde. Mezclarlas todas bien.

7. A continuación, coloca la sartén en el horno, preferiblemente en la rejilla superior.

8. Hornea de 3 a 5 minutos.

9. ¡Sácalo y disfrútalo!

Hongos Asados con Feta, Hierbas y Pimiento Rojo

A todo el mundo le encantan los hongos. Así que traigamos los sabores de Italia a este plato que realmente parece simple de preparar pero que tiene tanto en él. El resultado final: algo hermoso para mirar y delicioso para el paladar.

Ingredientes

- 12 onzas de pimiento rojo asado en tarro (escurrido y picado en trozos pequeños)

- 4 cucharadas de aceite de oliva extra virgen

- 3 cucharadas de jugo de limón fresco

- 2 cucharadas de menta fresca (picada)

- 2 cucharadas de orégano fresco (picado)

- 2 tazas de hongos marrones frescos

- ½ cucharadita de sal

- ½ cucharadita de pimienta

- ¼ ¼ taza de queso feta

Direcciones

1. Comienza por precalentar el horno a 450°F (230°C). Saca una bandeja para asar y cúbrela con papel de aluminio.

2. Toma un tazón pequeño y mezcla aproximadamente 2 cucharadas de aceite de oliva, jugo de limón, pimiento rojo, menta y orégano. Mezclar bien todos los ingredientes y reservar para marinar.

3. Lavar los champiñones y cortarlos en cuartos.

4. Corta los hongos grandes en cuartos. Toma otro tazón y añade los hongos, las 2 cucharadas restantes de aceite, sal y pimienta.

5. Coloca los hongos en la bandeja para asar. Pon la sartén en el horno.

6. Deja que los hongos se asen durante unos 15 minutos o hasta que los hongos empiecen a dorarse.

7. Sacar la sartén, dar la vuelta a los champiñones y asarlos unos 5 minutos más. En este punto, los hongos deben estar dorados por todas partes. Si no es así, colócalos en el horno y ásalos de nuevo durante otros 3 minutos.

8. Vuelve a colocar los hongos en el recipiente del que los sacaste. Agrega la mezcla de pimiento rojo en el tazón y mezcle bien.

9. Colocar los champiñones en un plato. Espolvorear el queso feta por encima y servir.

Hachís de berenjena, al estilo marroquí

Más hachís para ti, pero esta vez, vamos a probarlo al estilo marroquí. ¿Suena aventurero? Entonces empecemos.

Ingredientes

- 4 dientes de ajo (picados)
- 2 cucharadas de ghee
- 2 pimientos rojos pequeños (sin semillas y en cubos)
- 1 berenjena grande (pelada, cortada en cubos y salada)
- 1 cebolla roja mediana (picada)
- ½ cucharadita de canela molida
- ½ cucharadita de semillas de cilantro
- ½ cucharadita de polvo de cayena
- ½ cucharadita de sal
- ½ cucharadita de pimienta

- ¼ taza de almendras tostadas

- ½ taza de tomates secados al sol

- ¼ taza de hojas de menta fresca

Direcciones

1. Precalienta una sartén grande para saltear o un wok a fuego alto. Agrega el aceite y revuelve para cubrir la sartén. Agrega rápidamente la berenjena y los pimientos. Agrega sal y pimienta.

2. Mezcla las verduras en la sartén para cubrirlas con el aceite, luego déjalas reposar en la sartén y déjalas reposar durante aproximadamente 1 minuto. Asegúrate de que estén distribuidas uniformemente en el fondo de la sartén y no apiladas en una parte. Mézclalas y sepáralas para que cuezan durante un minuto más.

3. Después de 2 a 3 minutos, agrega las cebollas y el ajo, luego mezcla los ingredientes y déjalos reposar durante 2 minutos más. Sazonar con un poco de sal y pimienta y luego mezclar y esparcir, y deja que los vegetales se doren por uno o dos

minutos más.

4. Añade las almendras, los tomates secos y las hojas de menta fresca. Mezclar bien los ingredientes. Sólo quieres calentar los nuevos ingredientes. No necesitan más cocción.

5. Prueba tu hachís. Si necesita un poco más de sal y pimienta, añádelo. Por último, espolvorear las especias sobre todos los ingredientes, mezclar todo.

6. ¡Servir caliente!

Falafel con salsa de tahini

Esta delicia de Oriente Medio es el sueño de un vegetariano hecho realidad. También puedes encontrarlos en los sándwiches o wraps. Pero esta vez, vamos a disfrutarlos solos, con una generosa porción de salsa de tahini.

Ingredientes para el Falafel

- 3 cucharadas de harina de coco

- 2 cucharadas de perejil fresco (picado)
- 2 huevos grandes
- 1 taza de coliflor cruda (en puré)
- 1 cucharadita de sal Kosher
- 1 cucharada de comino molido
- 1 cucharada de aceite de oliva
- 1 diente de ajo (picado)
- ½ taza de almendras cortadas en tiras
- ½ cucharada sopera de cilantro molido
- ½ cucharadita de pimienta de cayena

Ingredientes para la salsa de tahini

- 3 cucharadas de agua
- 2 cucharadas de pasta de tahini
- 1 cucharada de jugo de limón
- 1 diente de ajo (picado)
- ½ cucharadita de sal

Direcciones

1. En primer lugar, picar la coliflor y añadirla a la licuadora. Licúa hasta que todos los ingredientes estén mezclados y la mezcla quede suave.

2. Añade también las almendras, pero asegúrate de no molerlas demasiado, ya que deseas que la textura sea crujiente.

3. Sacar un cuenco mediano y luego combinar la coliflor molida y las almendras molidas. Añadir el resto de los ingredientes y mezclarlos muy bien.

4. Sacar una sartén y ponerla a fuego medio. Añadir el aceite de oliva y calentar. Mientras se calienta, toma la mezcla de coliflor molida y crea 8 hamburguesas de 3 pulgadas de ancho.

5. Freírlas cuatro a la vez hasta que estén doradas por un lado y luego voltearlas y cocinar el otro lado. Una vez que estén hechas, páselas a un plato.

6. Para la salsa de tahini, simplemente combina todos los ingredientes en una licuadora y mézclalos hasta que estén suaves.

7. Sirve el plato con salsa de tahini.

Quiche de espárragos

Cuando llega el momento de hacer quiches rápidos, entonces nada se acerca a esta receta. El parmesano y la mozzarella complementan las espinacas y los espárragos que van en el plato.

Ingredientes

- 8 onzas de espárragos (cocidos)
- 6 huevos (batidos)
- 2-½ taza de queso mozzarella (rallado)
- 2 tazas de hojas de espinaca bebé
- 2 cucharadas de queso parmesano (rallado)
- 2 dientes de ajo (picados)
- ½ cucharadita de sal
- ½ cucharadita de pimienta

Direcciones

1. Precalienta el horno a unos 375°F (180°C).

2. Sacar un molde para tarta y engrasarlo ligeramente con aceite en spray.

3. Combine los huevos con 2 tazas de queso mozzarella rallado y ajo en un recipiente. Mezclar todo bien.

4. Sacar ¼ de la mezcla de huevo y reservarla por ahora.

5. En el resto de la mezcla de huevos, revuelve las hojas de la espinaca y vierte en el molde preparado. Coloca los espárragos sobre la mezcla de huevo en el molde.

6. Tomar la mezcla de huevo que se había reservado y verter la mezcla sobre los espárragos.

7. Añade el resto de la mozzarella y todo el queso parmesano por encima.

8. Inserta el molde en el horno y hornea durante 30 minutos o hasta que note que los bordes

comienzan a dorarse.

Pasta Mediterránea

El Mediterráneo evoca imágenes del sol, las playas y aguas claras. Prepárate para dar vida a esas imágenes con esta receta de pasta.

Ingredientes

- 10 aceitunas kalamata (cortadas a la mitad)
- 5 dientes de ajo (picados)
- 2 calabacines grandes (cortados en espiral)
- 2 cucharadas de aceite de oliva
- 2 cucharadas de alcaparras
- 2 cucharadas de perejil (picado)
- 2 cucharadas de mantequilla
- 1 taza de espinacas (envasadas)
- ½ cucharadita de sal

- ½ cucharadita de pimienta
- ¼ taza de tomates secos
- ¼ taza de queso parmesano (rallado)
- ¼ taza de queso feta (desmenuzado)

Direcciones

1. Coloca una olla grande a fuego medio. Agrega el calabacín, la espinaca, el aceite de oliva, la mantequilla, el ajo, la sal y la pimienta. Saltea hasta que el calabacín esté tierno y las espinacas estén marchitas. Drena el exceso de líquido.

2. En la olla, agrega los tomates secos, las alcaparras, el perejil y las aceitunas kalamata. Mezclar y saltear durante 2-3 minutos.

3. Retira del fuego y mezcla todos los ingredientes con queso parmesano y queso feta antes de servir.

Risotto con queso

Este risotto exuda toda la bondad del queso. Lo que lo hace sobresalir es el sabor añadido de la mostaza Dijon que resalta los sabores de todos los ingredientes en el plato.

Ingredientes

- 3 cucharadas de cebollino recién picado
- 1 coliflor mediana
- 1 cebolla blanca pequeña (picada)
- 1 taza de caldo vegetal
- 1 cucharadita de mostaza Dijon
- 1 taza de queso cheddar (rallado)
- 1 taza de queso parmesano (rallado)
- ½ cucharadita de sal
- ½ cucharadita de pimienta
- ¼ taza ghee

Direcciones

1. Vamos a hacer primero el arroz de coliflor. Si la

coliflor tiene hojas, quítalas primero y ponla en un procesador de alimentos. No vas a hacer una pasta suave de ella. Más bien, vas a procesar la coliflor en pedacitos diminutos.

2. Una vez hecho esto, saca una olla grande y colócala a fuego medio. Engrasar la sartén con ghee o mantequilla. Una vez caliente, agrega la cebolla finamente picada y cocina hasta que esté ligeramente dorada.

3. Añadir el arroz de coliflor y mezclar bien todos los ingredientes.

4. Cocina por unos minutos y vierte el caldo de verduras. Cocina por otros 5 minutos o hasta que el arroz de coliflor esté tierno. Mientras tanto, ralla el queso cheddar y el queso parmesano.

5. Agrega la mostaza en la olla, revuelva los ingredientes y retira el fuego.

6. Añadir el queso rallado y mezclar bien. Guarda un poco de queso parmesano para adornar. Añade el cebollino recién picado y guarda un poco para adornar. Añadir la sal y la pimienta.

7. Finalmente, coloca el risotto en tazones para servir y cubre con el resto del queso parmesano y

el cebollino.

Capítulo 6: Bocadillos y postres deliciosos

¡Es hora de llegar al punto dulce! Qué mejor manera de hacerlo que entregarse a una dulce bondad y a unos bocadillos que te harán preguntarte: "¿Por qué no probé esto antes?"

Coliflor con salsa de tzatziki

¿Te gustan las coliflores? Entonces, ¿por qué no los complementa con un dip?

Ingredientes

- 2 tazas de flores de coliflor
- 2 cucharadas de cebollino (picado)
- 1 taza de crema agria
- 1 cucharada de condimento ranch
- 1 pepino (cortado en dados)

- ½ Paquete de queso crema

Direcciones

1. Saca el batidor eléctrico.

2. Agrega el queso crema y bate hasta que se vea suave y cremoso. También puedes batirlo manualmente si quieres.

3. Agrega el condimento ranch y la crema agria, luego continúa batiendo por un par de minutos.

4. Añadir el cebollino y los pepinos. Colócalo en el refrigerador por lo menos media hora antes de servir.

Nueces de macadamia tostadas al curry

¿Disfrutas tanto del curry que te preguntas si puedes hacer algo rápidamente sin tener que recurrir a un plato complejo? Tu deseo ha sido concedido. Este plato crujiente se puede comer con cualquier receta de almuerzo o cena.

Ingredientes

- 2 tazas de nueces de macadamia (preferiblemente crudas)
- 1-½ cucharadas de aceite de oliva
- 1 cucharada de curry en polvo
- ½ cucharadita de sal

Direcciones

1. Precalienta el horno a 300°F (150°C). Sacar una bandeja de horno y forrarla con papel para horno.

2. Batir el aceite de oliva, el curry en polvo y la sal en un recipiente.

3. Agrega las nueces de macadamia para cubrirlas y luego extiéndalas sobre la bandeja para hornear.

4. Hornea durante 25 minutos hasta que estén tostadas y luego deja enfriar a temperatura

ambiente.

Pudín de chía y coco

La mejor parte del pudín es que puedes disfrutarlo en cualquier momento. Este pudín se puede colocar en la nevera y se puede tomar siempre que se quiera disfrutar de un bocadillo delicioso.

Ingredientes

- 2-¼ taza de leche de coco enlatada
- 1 cucharadita de extracto de vainilla
- 1 cucharadita de stevia líquida
- ½ cucharadita de sal
- ½ taza de semillas de chía

Direcciones

1. Saca un tazón y combina la leche de coco, la

vainilla y la sal.

2. Revuelve bien y endulza con la stevia.

3. Agrega las semillas de chía y deja enfriar durante la noche.

4. Distribuye en tazones y sirve con nueces o frutas picadas.

Brownies de Mantequilla de Almendra con Chocolate

¿A quién no le gustan los brownies con chocolate? En estos brownies, dejas que el amargor del chocolate complemente la suavidad de la mantequilla y el crocante de las almendras.

Ingredientes

- 2 huevos grandes
- 1 taza de harina de almendras
- 1 taza de aceite de coco

- 1-½ cucharaditas de stevia líquida
- ¾ taza de cacao en polvo sin azúcar
- ½ ½ taza de coco rallado sin azúcar
- ½ cucharadita de bicarbonato de sodio
- ½ taza de leche de coco enlatada
- ¼ taza de mantequilla de almendras

Direcciones

1. Precalienta el horno a 350°F (180°C). Saca una bandeja para hornear y cúbrela con papel de aluminio.

2. Mezclar la harina de almendras, el cacao en polvo, el coco y el bicarbonato de soda en un recipiente.

3. En otro recipiente, bate el aceite de coco, la leche de coco, los huevos y la stevia líquida.

4. Mezcla los ingredientes húmedos con los secos hasta que se integren, luego esparce en la bandeja.

5. Derrite la mantequilla de almendra en el microondas hasta que esté cremosa.

6. Rocía sobre la masa de chocolate y luego revuélvela suavemente con un cuchillo.

7. Hornea de 25 a 30 minutos hasta que el centro esté firme, luego enfría completamente y corta en 16 trozos iguales.

Pan de Canela

Hay algo acerca de tener una combinación dulce y picante de pan de canela. Puedes combinar el pan con la receta de brownies que acabamos de ver.

Ingredientes

- 6 cucharadas de leche de coco enlatada
- 3 cucharadas de aceite de coco derretido
- 3 huevos grandes (batidos)
- 2 cucharadas de agua

- 1-¼ cucharadita de canela en polvo
- 1 cucharadita de bicarbonato de sodio
- 1 cucharadita de vinagre de sidra de manzana
- 1 cucharadita de stevia líquida
- ½ taza de harina de coco
- ½ cucharadita de sal
- ¼ cucharadita de polvo de hornear

Direcciones

1. Precaliente el horno a 350°F (180°C). Saca un molde de pan y engrásalo ligeramente con aceite en spray.

2. Mezcla la harina de coco, la canela, el bicarbonato de soda, el polvo de hornear y la sal en un recipiente.

3. En otro recipiente, bate la leche de coco, el aceite, el agua, el vinagre y los huevos.

4. Mezclar los ingredientes húmedos con los secos y endulzar a gusto con la stevia.

5. Extiende la mezcla en la bandeja y hornea de 25 a 30 minutos, luego deja enfriar.

Galletas de merengue de limón

Un poco de dulce y mucha ralladura de limón para hacer de esta galleta una de las favoritas de los fanáticos.

Ingredientes

- 4 claras de huevo
- 1 cucharadita de stevia líquida
- ½ cucharadita de extracto de limón
- ¼ cucharadita de sal

Direcciones

1. Precalienta el horno a 225°F (110°C). Sacar una bandeja de horno y forrarla con papel para horno.

2. Batir las claras de huevo en un bol hasta que se formen picos suaves.

3. Agrega la sal y la stevia, luego bate hasta que se formen picos rígidos.

4. Incorporar el extracto de limón. Toma una manga de repostería y coloca todos los ingredientes en ella.

5. Coloca la mezcla en la bandeja para hornear en pequeños círculos.

6. Hornea de 50 a 60 minutos hasta que se seque.

7. Una vez hecho esto, saca la bandeja del horno y deja que se enfríe antes de servir.

Macarrones de coco

Me gusta pensar que los macarrones son unas galletitas deliciosas. Pero, ¿cómo se puede preparar unos que se mantengan fiel al espíritu de los macarrones y aun así se las arreglen para ser únicos? Esto se hace mediante esta receta.

Ingredientes

- 3 claras de huevo grande
- 2 cucharadas de eritritol en polvo
- 1 cucharada de aceite de coco
- 1 cucharadita de extracto de vainilla
- ½ taza de coco rallado sin azúcar
- ½ cucharadita de extracto de coco
- ¼ taza de harina de almendras

Direcciones

1. Precaliente el horno a 400°F (200°C). Sacar una bandeja de horno y forrarla con papel para horno.

2. Mezcle la harina de almendras, el coco y el eritritol en un recipiente. Mezclar bien.

3. En un recipiente aparte, agrega el aceite de coco, luego añade los extractos (vainilla y

coco).

4. Mezclar las mezclas del primer y del segundo recipiente.

5. Batir las claras de huevo en un bol hasta que se formen picos rígidos, luego vaciar suavemente en la masa.

6. Coloca con una cuchara en la bandeja para hornear en montones de tamaño uniforme.

7. Hornea durante 7-9 minutos hasta que los macarrones estén dorados en los bordes.

Helado de Vainilla con Coco

Esta comida reconfortante viene con el delicioso sabor del coco. Y si te preguntas si es difícil de hacer, entonces no te preocupes.

Ingredientes

- 2 tazas de leche de coco enlatada (dividida)

- 1 cucharada de aceite de coco

- 1 cucharadita de extracto de vainilla

- ½ cucharadita de stevia líquida

Direcciones

1. Coloca una cacerola a fuego medio. Añade el aceite de coco. Luego bate la mitad de la leche de coco.

2. Deja hervir, luego reduce el fuego y cocina a fuego lento por 30 minutos.

3. Vierte en un recipiente y endulza con la stevia, luego deja enfriar a temperatura ambiente.

4. Añade el extracto de vainilla y vierte el resto de la leche de coco en un recipiente.

5. Batir la leche de coco hasta que se formen picos rígidos, luego vaciar suavemente en la otra mezcla.

6. Vacía con una cuchara en un molde de pan y congela hasta que esté firme.

Galletas de jengibre

¿Por qué añadir jengibre como una pequeña parte de la comida cuando puede ser el componente principal de la misma? Presentando, ¡las galletas de jengibre!

Ingredientes

- 1 taza de mantequilla de coco
- 1 huevo grande
- 1 cucharadita de extracto de vainilla
- ½ taza de eritritol en polvo
- ½ cucharadita de jengibre molido
- ½ cucharadita de bicarbonato de sodio
- ¼ cucharadita de nuez moscada en polvo
- ¼ cucharadita de sal

Direcciones

1. Precaliente el horno a 350°F (180°C). Forra una bandeja de horno con papel para horno.

2. Coloca la mantequilla de coco en un procesador de alimentos con el huevo y la vainilla.

3. Mezcla hasta que esté suave y luego agregue el eritritol, el jengibre, el bicarbonato de sodio, la nuez moscada y la sal.

4. Pulsar hasta que se forme una masa y luego formar 16 bolitas.

5. Coloca las bolas en la bandeja para hornear y aplánalas ligeramente.

6. Hornear durante 12-15 minutos hasta que los bordes estén dorados y luego enfriar.

Conclusión

Finalmente, estamos al final de nuestro viaje.

Pero eso no significa que tu viaje personal haya terminado.

La parte más difícil de keto no es empezar, sino mantenerlo. Esta es la razón por la que nunca debes ceder a la presión de grupo. No te dejes tentar fácilmente por alimentos ricos en azúcar y carbohidratos. Mantente fiel a tu viaje porque al final, obtendrás beneficios increíbles.

Lo más importante, no olvides hacer ejercicio.

¡Eso es correcto! Sólo porque estás en una dieta keto no significa que puedes saltarte tus rutinas de entrenamiento.

Cuando te diriges a un mejor estilo de vida, no sólo te concentras en lo que comes, sino también en lo bien que cuidas tu cuerpo.

Hacer ejercicio regularmente es importante. No permanecer en una posición por mucho tiempo también es importante.

Con esto, te deseo que te fijen bien en el camino hacia un mañana más saludable.

¡Mantente saludable!

Ayuno Intermitente y Dieta Cetogénica

Un reto sencillo para maximizar la pérdida de peso saludable con la dieta Keto, para hombres y mujeres principiantes.

Por: Amy Moore

Introducción

Por qué seguir esta dieta

A diferencia de lo que mucha gente dice acerca de lo fácil que es perder peso y mantenerse saludable y en forma, perder peso puede ser muy difícil, incluso cuando uno se esfuerza tanto.

Puede ser especialmente frustrante tratar de entrar en la ropa que uno tiene desde hace años. Incluso si es una prenda de ropa costosa, puede perderla si no le queda después de un corto período de tiempo.

La gente tiene diferentes opiniones con respecto a la pérdida de peso, mantenerse saludable y en forma, pero es bastante difícil la mayoría de las veces.

El desafío de estar en forma y saludable y de perder peso es bastante arduo.

Uno puede haber pasado por varios programas para perder peso, desafíos, etc., pero todo parece ser en vano. La razón por la que la mayoría de los programas para perder peso son difíciles de cumplir es por nuestros horarios, el tipo de trabajo que tenemos, nuestras responsabilidades y muchos otros factores.

Estos programas y dietas también afectan sus niveles de energía. Por ejemplo, no puedo imaginarme trabajando en una fábrica y teniendo que seguir una dieta estricta que me quita la energía y reduce mi eficiencia en el trabajo.

Otra razón importante demostrada por estudios que hace que la pérdida de peso sea bastante difícil, se debe a otros programas fallidos que ha intentado un individuo. Es posible que usted se haya involucrado en algunas dietas que fracasaron, es decir, que no trajeron ningún resultado. Esto es bastante desalentador.

Ahora, ¿qué pasa si le digo que hay una manera de que la pérdida de peso pueda ser eficiente, fácil, y que produzca resultados activos y positivos? Puede ser difícil de creer debido a experiencias anteriores, pero la investigación ha demostrado que a través del ayuno intermitente y la dieta cetogénica, se ha hecho más eficiente perder peso y mantenerse saludable y en forma.

Investigaciones y estudios han revelado que el ayuno intermitente tiene un importante efecto en la pérdida de peso y grasa corporal. También disminuye los niveles de insulina y azúcar en sangre. El ayuno intermitente también disminuye el colesterol en la sangre y reduce la inflamación. También se ha demostrado que activa la limpieza celular mediante la estimulación de la autofagia [este descubrimiento ha sido galardonado con el Premio Nobel de Medicina 2016]. El ayuno intermitente previene la aparición del Alzheimer y alarga la vida de las personas.

La dieta cetogénica, por otro lado, ha demostrado ser mejor que la mayoría de las dietas en lo relativo a ayudar a las personas con obesidad, hipertensión, hiperglucemia, cardiopatías, enfermedades del hígado graso, cáncer, migrañas, enfermedad de Alzheimer, enfermedad de Parkinson, diabetes tipo 2, diabetes tipo 1, y otras. A pesar de que usted realmente no está en riesgo de padecer ninguna de las afecciones mencionadas anteriormente, se ha determinado que la dieta cetogénica es muy beneficiosa para usted. Algunos de los beneficios que un gran número de personas experimentan incluyen una mejor función cerebral, una composición corporal mejorada, un gran aumento de energía y una rápida disminución de la inflamación.

Como puede ver, la dieta cetogénica tiene un amplio y extenso catálogo de beneficios, pero la pregunta es, ¿es mejor que otras dietas?

Muchas personas han dado testimonio de la eficacia del ayuno intermitente y del ayuno cetogénico.

A continuación se presenta una maravillosa historia de éxito de una mujer que bajó 50 libras en 4 meses: "No me sentía tan hinchada ni tan enferma como antes. Me sentía más saludable por dentro porque no estaba poniendo alimentos dañinos en mi cuerpo... También ha mejorado enormemente mi ansiedad y depresión porque no me siento como antes, me siento eufórica y maravillosa".

Una vez comprobada la eficacia del ayuno intermitente y de la dieta cetogénica, es necesario tener en cuenta la prescripción de un médico.

Me vienen a la mente muchas preguntas como, '¿qué hace

que la dieta cetogénica sea distinta de otras dietas? ¿Por qué debe tomarse en serio? ¿No es el ayuno intermitente otra palabra para la inanición?'

Esas preguntas serán contestadas en este libro.

Capítulo Uno: ¿Qué significa el ayuno intermitente?

La palabra ayuno significa literalmente abstenerse de toda comida. Para un no versado en la materia, podría significar inanición, lo cual no es el significado exacto. El ayuno es el proceso de no consumir alimentos intencionalmente. También puede deberse a la no ingesta de ciertos tipos de alimentos debido a creencias religiosas.

Estar en ayuno surge de un motivo, es decir, se persigue algo. Se puede hacer debido a ciertas creencias religiosas. También se puede hacer para lograr la pérdida de peso y para mantenerse saludable y en forma. Esto puede sonar como una ironía para la mayoría de la gente. ¿Cómo puede el ayuno, que implica hambre, mantener mi cuerpo saludable y en forma? Bueno, las investigaciones han demostrado que el acto de ayunar puede ser beneficioso para el sistema humano.

La palabra intermitente significa que ocurre a intervalos de tiempo. También puede significar que una actividad no está sucediendo de forma continua o constante.

Ahora, el 'ayuno intermitente' es el acto de abstenerse de comer en un horario irregular.

El ayuno intermitente es una herramienta importante para lograr la pérdida de peso y una vida saludable. El ayuno intermitente es actualmente uno de los programas de salud y acondicionamiento físico más populares, que le permite mantenerse en forma y saludable.

El ayuno intermitente puede definirse como un patrón de alimentación que va de un período de ayuno a otro. En este sentido, no se puede decir que sea una dieta, es más bien un patrón de alimentación. Las rutinas de ayuno intermitente más comunes son el ayuno diario de 16 horas o el ayuno de 24 horas, dos veces por semana.

Evolución histórica del ayuno intermitente

El ayuno existe desde hace siglos, es una práctica que se ha llevado a cabo a lo largo de la evolución humana. Los antiguos cazadores y recolectores no tenían centros comerciales, supermercados, refrigeradores, congeladores para preservar los alimentos. No tenían alimentos que duraran todo el año. A veces no lograban encontrar nada para comer. Como resultado, el hombre evolucionó para poder funcionar sin alimentos por un largo período de tiempo.

Se puede decir que no ha habido un momento en la historia del hombre en el que no se haya practicado el ayuno. En toda la antigüedad escrita sobre las culturas, la geografía y las religiones, hay mención contundente e importante del ayuno.

En la antigua India, la antigua Grecia y el antiguo Egipto, el ayuno se usaba como una herramienta muy útil en el fortalecimiento curativo del espíritu del hombre, y en la prevención de problemas de salud.

En la cultura griega, el ayuno contemporáneo es totalmente diferente de la forma en que lo practicaban sus predecesores. En la actualidad, los productos de origen animal deben ser evitados, mientras que en la época de los predecesores, todos los alimentos debían ser evitados y sólo se tomaba agua. Se ha documentado que uno de los padres de las matemáticas y el gran filósofo Pitágoras [580-500 a. C.], sistemáticamente practicaba el ayuno durante 40 días con la concepción o creencia de que esto aumentaba rápidamente la percepción mental, la capacidad de innovación y la creatividad, una noción que los científicos de hoy en día han comprobado que es acertada. También está bien documentado que Pitágoras y sus seguidores diligentes eran vegetarianos estrictos.

Platón [427-347 a. C.], que era un devoto seguidor y discípulo de Sócrates, había dividido la medicina en verdadera y falsa, siendo la verdadera aquella que daba salud, la cual incluía el ayuno.

Hipócrates [460-357 a. C.], el renombrado padre de la medicina moderna, fue quien inventó y creó la dieta mediterránea y también trasladó el ayuno del ámbito de la filosofía a una necesidad médica. Se refirió a lo siguiente en relación con el ayuno para una persona enferma. A continuación se muestra sólo un pequeño extracto: "La adición de alimentos debe ser más escasa, ya que a menudo es útil retirarlos completamente mientras el paciente pueda soportarlo, hasta que la enfermedad alcance su madurez. Si el cuerpo es depurado, cuanto más lo alimentes más se deteriorará. Cuando se alimenta excesivamente a un paciente, la enfermedad también se alimenta... El exceso va en contra de la naturaleza."

Los griegos primitivos habían hecho la observación de que los períodos de ayuno provocaban que las convulsiones de un epiléptico fueran menos frecuentes y menos severas. Los medicamentos anticonvulsivos no existieron hasta la década de 1950. Los griegos también creían que el ayuno mejora el estado de alerta cognitiva de una persona.

El ayuno también fue mencionado en la Biblia y en ella se mencionaron los eventos de varios ayunos de 40 días, incluyendo los de Elías y los de Jesús.

El ayuno también está presente en la historia islámica; los musulmanes también ayunan desde el amanecer hasta el atardecer durante el período sagrado del Ramadán. Es el período de ayuno mejor estudiado. Es muy diferente de cualquier otro período de ayuno ya que los líquidos también están prohibidos. También pasan por un período de deshidratación leve, ya que se permite comer antes de la salida del sol y después de la puesta del sol.

El ayuno fue practicado a lo largo de la historia del hombre y evolucionó junto con el hombre. Alrededor del siglo XIV, el ayuno fue debidamente practicado por Santa Catalina de Siena.

Si echamos un vistazo muy crítico, el ayuno se ha venido practicando cada vez más en las últimas décadas, pero la pregunta es: ¿por qué este cambio tan repentino? Se trata de lo que me gustaría llamar la iluminación; la gente está empezando a ver que hay más en el ayuno que ser devoto; el acto de ayunar tiene beneficios médicos y de salud.

Testimonios sobre el ayuno intermitente

Los testimonios sobre el ayuno intermitente también se presentan en varias formas porque las personas que lo practicaron en realidad obtuvieron resultados que fueron una gran sorpresa en su camino.

Nosotros, los humanos, hemos tenido el hábito de practicar el ayuno intermitente desde el inicio de los tiempos, pero ahora se ha convertido en una herramienta increíble y muy útil en el mundo del bienestar físico.

La belleza del ayuno intermitente es que un individuo puede comer todo lo que se le antoje porque ciertamente no es una dieta; es un patrón de alimentación.

Definitivamente se puede hacer una dieta cetogénica si lo considera conveniente, pero es muy aconsejable para obtener mejores resultados.

Algunas personas consumen la misma cantidad de calorías con ayuno intermitente o sin ayuno intermitente, un gran número de personas observan una disminución en la ingesta de calorías, debido a que es más fácil llenarse más rápido en un período más corto de tiempo. El ayuno intermitente es válido para todos, algunas mujeres han dado testimonio de su eficacia y de cómo ha transformado y renovado sus vidas de manera increíble. A continuación se presentan testimonios de varias personas sobre cómo el ayuno intermitente ha transformado sus vidas y les ha dado una razón para volver a sonreír:

Estos testimonios se han tomado de varias páginas web y serán citados como notas al pie de página, y también al final del libro.

Rachel, una mujer de 23 años, dijo: *"Me tomo muchas fotos de comparación, me mantiene motivada. Es una locura pensar que he perdido más de 63 libras en unas cuantas semanas y aún me quedan 5 meses más para llegar a mi meta del año"*.

Otra mujer, Sharon, dijo: *"14 semanas de ayuno intermitente... 18 libras menos"*.

Lynn dijo: *"Ni siquiera podía sonreír bien porque estaba demasiado concentrada en meter la panza"*.

Suma dijo: *"¡Bajé 56 libras! Ha pasado exactamente un año desde que empecé y ha sido mucho más que un cambio de vida para mí.*

En un año, desde que adopté el ayuno intermitente, he experimentado:

- Pérdida de peso de 56.4 libras

- Disminución del 12% de grasa corporal

- Pérdida de 50.5 pulgadas alrededor de mi cuerpo

- Pasar de la talla 14 a la 4.

- Pasar de ser categorizada como 'obesa' a 'peso normal' de acuerdo a mi IMC.

- No más problemas con la apnea del sueño, con ser prediabética o con la presión arterial alta.

Entonces, ¿qué sigue para mí? Ahora que he alcanzado mi primera gran meta de perder 55 libras, estoy emocionada de poder hacer ejercicios de levantamiento de pesas con el ayuno intermitente. Mi objetivo es dejar de mirar la balanza y concentrarme en aumentar la masa muscular magra y reducir la grasa corporal".[1]

Marta dijo: "Me encantaba el vestido que llevaba puesto. Me veía muy bien y me lo puse para los eventos a los que me invitaban. Compré el vestido porque pensé que era favorecedor para mi silueta y pensé que escondía mi barriga... Hasta que vi una foto mía que me tomaron.

Estaba pesando 76-77 kg en la foto que vi. Era grande, poco saludable y muy infeliz. Escondía mis verdaderos sentimientos detrás de esa sonrisa falsa y comía emocionalmente. Era perezosa y en este punto había dejado de ir al gimnasio, mi dieta era alta en carbohidratos y azúcar. Bebía hasta 4 latas de Pepsi en un día y comía comida para llevar un par de veces a la semana. Realmente no tenía ningún plan de cambiar mi estilo de vida.

¿Cuál fue mi señal de alarma? Una carta del NDSS [Esquema del Servicio Nacional de Diabetes] recordándome que necesitaba hacerme una prueba de diabetes. Era mi segundo recordatorio. Ignoré el primero, pero por alguna razón, al leer el segundo recordatorio me asusté muchísimo, perdí a mi padre a causa de una insuficiencia renal avanzada y me negué a seguir ese camino. Necesitaba ordenar mis problemas, recuperarme y perder peso. Así que lo hice. He perdido 8 kilos desde noviembre, cuando empecé un estilo de vida cetogénico y estoy motivada para perder más. Yo soy la clave de mi propio éxito. Si no me mantengo positiva y motivada, volveré a mis viejas costumbres y me niego absolutamente a volver a ser esa chica. No te limites a leer mi historia de éxito, conviértete en el autor de la tuya."[2]

Stella dijo, "Gracias a Dios por el conteo de macros y el ayuno intermitente, aún queda un largo camino por recorrer."

Jpanzini dijo: "Tengo un largo camino por recorrer, pero estoy orgulloso de dónde vengo... Todo gracias al ayuno intermitente".

Stacy dijo: "En mayo empecé un reto con otros 15 amigos, pesaba 158 libras.

El primer mes perdí alrededor de 3 libras y como estaba bebiendo y comiendo sin parar cada fin de semana, estaba contenta con eso. Al menos estaba bajando de peso. Hacía ejercicio 4 ó 5 veces a la semana. ¡El proceso era muy lento! A mediados de agosto me había pasado una semana agotadora leyendo/viendo/escuchando todo lo que podía aprender sobre el ayuno intermitente y me sumergí en eso. Ahora estoy en mi novena semana y peso alrededor de 142 libras. He perdido 12 libras hasta ahora, alrededor de 1 libra a la semana, ¡pero estoy muy contenta con eso! Esto es lo que ha sucedido en las últimas 9 semanas:

Perdí 4 libras de inmediato, pero aun así perdí un promedio de 1 libra por semana.

Hago menos ejercicio. 3 veces a la semana, tal vez 4. Depende. Ya no me culpo a mí mismo si no lo hago.

Soy lo que llaman la mezcla entre 20/4 y "comer parar comer", ayuno de 2-24 horas a la semana y otros días tengo una ventana de 4 horas. Los sábados me gusta desayunar y comer lo que sea durante el fútbol hasta las 6 de la tarde y luego dejo de comer para saltar a la semana.

Tengo un montón de energía y consigo hacer las cosas.

Tengo mucho tiempo extra cuando no estoy planeando las comidas y tengo comida para todo el día. Esto es real, probablemente ni siquiera se imagine cuánto nos pesa la comida durante el día.

Sé que mientras ayuno mi cuerpo se está reparando por dentro. No está usando toda su energía para digerir, así que ahora mi cuerpo se concentra en repararse. Así que los días en que estoy desanimado, ¡sigo adelante!

Ahora esto es un estilo de vida para mí. ¡Estoy comprometido para bien!

El ayuno intermitente me salvó".[3]

Amber dijo: "Empecé a subir de peso poco a poco hace unos 10 años. Atribuyo esto a una época de estrés extremo que me hizo dejar de cuidarme físicamente. Antes de esto, siempre había sido lo que muchos considerarían delgada. El aumento de peso tardó unos años en hacerse visible para los demás, e incluso entonces, la mayoría no lo consideraba extremo. No fue sino hasta el año 2015 que se hizo realmente evidente.

Sin embargo, racionalizaba mi aumento de peso y me consolaba comparándome con los demás. En ocasiones, me encontraba con una foto que no podía desechar, y me enfrentaba a la verdad. Había pasado de usar tallas 4-6 a usar tallas 12-14 cuando estaba en el punto más alto de mi aumento de peso. No tenía idea de cuánto pesaba, ya que mi balanza se había roto años antes y nunca la había reemplazado.

En el verano de 2017 fui a Bed Bath and Beyond y, por capricho, decidí subirme a una de sus balanzas operativas. Antes de hacerlo, supuse que con 1,71 m de altura mi peso estaría en el rango de las 160 libras. Sabía que eso no estaba bien, pero en mi mente, podía justificarlo. Así que, me subí a la balanza y decía 188.8 libras. Me quedé en la tienda frente a otras dos mujeres y lloré.

En un momento de claridad, decidí calmarme y comprar la balanza. Fui a casa y sentí mucha lástima por mí misma. "¿Cómo ha podido pasar esto? ¿Cuándo pasó esto?" Sabía la respuesta a ambas preguntas. Lo había hecho todo.

Al día siguiente me levanté y decidí arreglar el problema que había creado. Yo era la única capaz de sacarme del hoyo. Comencé por cuidar lo que comía, caminar todos los días y concentrarme en las grasas saludables y el control de las porciones. No pasó mucho tiempo hasta que empecé a hacer ejercicio HIIT tres veces por semana. Perdí peso con este método, pero algo extraño sucedió... Me di cuenta de que cuando me levantaba por la mañana ya no quería desayunar. De hecho, me molestaba que me dijeran que debía hacerlo.

En algún momento en mi feed de Facebook, empecé a obtener información sobre el ayuno intermitente de varias fuentes. Uno que recuerdo sugería que las mujeres debían ayunar de 12 a 14 horas y luego comer por primera vez. Yo me involucré con eso por un tiempo y me sentí muy bien haciéndolo.

No fue hasta noviembre de 2017 que el "Delay, Don't Deny: Intermittent Fasting Support" apareció en mi cuenta de Facebook. Estaba intrigada y me uní al grupo. En un día o dos, había comprado el libro y lo había leído en una noche. Desde entonces no he vuelto a mirar atrás.

A partir de noviembre empecé a ayunar 16 horas al día. Rápidamente en un par de semanas hice 19:5 y poco después hice a "One Meal a Day" u OMAD. Se sentía tan natural y liberador. A mediados de diciembre de 2017, mi esposo se unió a mí en el OMAD y todavía estamos practicando OMAD hasta la fecha.

Mi esposo ha perdido 30 libras. Además de la pérdida de peso, ambos tenemos un nuevo comienzo en la vida y una mayor apreciación el uno por el otro. Ya no tengo que elegir mi ropa en función de lo que tengo que cubrir, sino de lo que quiero mostrar. A los 48 años, eso es una VICTORIA definitiva :). Mi esposo ha incrementado su resistencia para su trabajo físicamente exigente como constructor a los 57 años.

Ninguno de los dos planea volver a comer como antes.

El ayuno intermitente es ahora nuestro estilo de vida".[4]

---

[4] ("**Casos de éxito**", s.f.)

Darras dijo: "Imagínate que tienes que asistir a una fiesta o que te invitan a una cena familiar y no puedes comer porque no quieres retroceder dos semanas comiendo todas esas comidas que has estado evitando durante meses. Lo peor es que es aún más difícil tratar con la gente y hacerles comprender que estás a dieta. El ayuno intermitente me ha salvado la vida, antes me sentía abatido y triste por lo que me había convertido, pero gracias al ayuno intermitente me siento muy optimista sobre lo que está por venir".[5]

Jeff dijo: "Estuve buscando un plan de dieta efectivo durante años, pero no pude conseguir algo interesante. Tal vez, mis estándares eran altos... Usé diferentes planes de dieta y perdí algunas libras pero no estaba satisfecho hasta que empecé a hacer el ayuno intermitente y la dieta keto. Es la única dieta que me ayudó a perder peso como loco".[6]

Elizabeth dijo: "El resultado es un ayuno intermitente de 16:8 y de 24 horas durante 11 días. Es asombroso, de 60kg-56kg-54kg.

Es un esfuerzo real, pero vale la pena. Empecé con un ayuno de 24 horas durante 2 días en el que sólo se bebe mucha agua y no se ingieren alimentos. Desde las 6 de la

---

[5] ("9 Intermittent Fasting Weight Loss Before and After Pictures — WiseJug.com", s. f.)
[6] ("9 Intermittent Fasting Weight Loss Before and After Pictures — WiseJug.com", s. f.)

mañana hasta las 6 de la mañana del día siguiente. Después de 24 horas de ayuno, sólo ayuno a partir de las 9 pm hasta las 12 pm y las horas restantes de 1 pm a 8 pm se asignan para comer. Sólo como comida durante las 8 horas."

Alex dijo: "Yo era uno de esos niños que podían comer lo que quisieran y seguir siendo delgado (en vez de eso, crecí más alto, y llegué a medir 1,85 metros). También practicaba muchos deportes (natación, tenis, fútbol). A los 20 años, iba en bicicleta al trabajo todos los días (más de 100 millas a la semana), lo que significaba que engordar nunca era un problema para mí. Estaba acostumbrado a comer lo que me gustaba y tanto como me gustara y seguía siendo delgado, pero a los 30 años, cuando nació mi hijo, me di cuenta de que estaba demasiado cansado para ir en bicicleta al trabajo, comía bocadillos azucarados para darme energías en la tarde (lo que, por supuesto, sólo significaba que me estrellaba una hora más tarde y que volvía a consumir bocadillos con más azúcares...). Lentamente engordé, pero luego empecé a actuar (nada de meriendas dañinas en el trabajo) y poco a poco volví a perder algo de peso, hasta que nació mi hija. Una vez más, las noches de insomnio con un bebé causaron una mala dieta, comer para permanecer despierto en el trabajo, estar demasiado cansado y sin energía, y no tener tiempo libre para hacer ejercicio. Aumenté varios kilos. Siempre había estado entre 85 y 88 kilos (187-195 libras), pero había subido a 93 kilos (205 libras). No era mucho, pero sentía que no tenía control.

Mis muslos empezaban a rozarse al caminar. Pensé que no había forma de volver. Nunca había estado a dieta en mi vida y todo lo que había oído decía que "¡las dietas no funcionan!" Terminas pesando más. La gente me decía que el aumento de peso es lo que sucede a medida que uno envejece, a medida que el metabolismo se ralentiza, se llega a la mediana edad y así es la vida... Pero así no es como me veo a mí mismo, y así no es como quiero ser. Pero ¿qué podía hacer?

Tengo un título en biología, así que empecé a leer sobre la biomecánica de la pérdida de peso. Leí sobre lo difícil que es y por qué la gente no puede cumplir con las dietas. Leí mucho sobre el metabolismo y el azúcar, las dietas cetogénicas, y luego sobre la resistencia a la insulina y el ayuno... Vi documentales y videos en YouTube, que luego me llevaron a videos sobre el ayuno y los beneficios. Fue entonces cuando me encontré con el ayuno intermitente; todavía podía comer durante 8 horas al día y perder peso, fortalecer los músculos, sanar mi cuerpo y detener la montaña rusa diaria del azúcar. ¡Parecía demasiado bueno para ser verdad! Empecé lentamente, sin desayunar y tomando café negro (¡asco!), luego almorzando a las 12 y comiendo normalmente, para terminar a las 8 pm con la cena. En los primeros meses tuve días duros y días fáciles, pero cuanto más hacía el ayuno de limpieza, más fácil me resultaba (y más aprendía a amar el café negro).

Yo como dos comidas al día (TMAD por sus siglas en

inglés), por lo general en un período de 8 horas, y a veces tan bajo como 5 horas. Tener la sensación de estar en cetosis y saber que estoy quemando grasa, saber que estoy en control de mi peso, y saber que voy a comer una gran comida satisfactoria más tarde, todo se sentía muy bien. Como muy bien: pan, cerveza, pizza, chocolate, helado, hamburguesas, filetes, queso, pasta, tocino. Pero cuanto más tiempo hacía el ayuno intermitente, menor era la cantidad de comida que quería, y los alimentos más saludables me parecían mucho más apetecibles. Ahora llevo 1,5 años, haciendo el ayuno intermitente todos los días (bueno, la mayoría de los días). Ahora estoy más delgado que nunca en mi vida adulta (82 kg), tengo el control y me encanta esta forma de comer. Es tan simple y fácil de aplicar e incluso me encanta mi café negro. Me he inscrito en un triatlón este agosto, y estoy aprendiendo a ser un atleta adaptado. Me ilusiona envejecer, darme un banquete con lo que quiero y mantenerme en forma con facilidad. Es muy simple: ¡Retrásalo, pero no te lo niegues!"[7]

Sheila dijo: "Han pasado cuatro años, ¡y nos queda toda una vida por delante! Me niego a permitir que la comida me controle, que la obesidad me paralice y que el miedo al éxito me detenga. Dios ha puesto demasiado propósito en mí como para abandonarlo. El ayuno intermitente me salvó".

---

[7] ("Casos de éxito", s.f.)

Sharon dijo: "¡Lo hice! Hoy es mi día 365 de ayuno intermitente y es la primera vez en mi vida que he tenido la fuerza de voluntad para concentrarme en mi propia salud y felicidad.

Mido 1,75 y siempre he sido "de huesos grandes" con un IMC de obesidad y sobrepeso. Mi peso más elevado fue de 192 libras en octubre de 2016 y he perdido menos de 20 libras desde que empecé el ayuno intermitente hace un año. Siempre he pesado "mucho", pero eso no hace que sea más fácil tener un IMC en el rango de sobrepeso a pesar de mi compromiso con el ayuno saludable desde el primer día. Para muchos, esa pequeña cantidad de pérdida sería una razón para abandonar.

He pasado la mayor parte de mi vida adulta en una talla 12/14 pesando un poco más que ahora, más o menos. Empecé el ayuno intermitente usando jeans talla 10. El verano pasado compré ropa nueva en talla 8. Ahora ya me quedan demasiado grandes. Tuve que comprar ropa interior más pequeña por primera vez en mi vida adulta. Las camisetas grandes son demasiado grandes para mí por primera vez en mi vida adulta. Ese bikini de tirantes que compré en broma... bueno, es demasiado grande. He corrido varias carreras en los últimos años y todos mis shorts/camisas para correr son demasiado grandes. Estoy a punto de comprometerme con jeans talla 6... Pero aún no. Ya no soy la chica que es talla "grande" para todo. Peso menos de lo que está en mi licencia de conducir... y todos sabemos que eso era una mentira desde el principio. Ya no soy la persona "más grande" cuando estoy en un grupo de personas. Si has sido esa persona siempre, sabes lo doloroso que es. El ayuno intermitente ha curado algunos de los aspectos autoinmunes de mi hipotiroidismo. ¡Me veo más joven! Por ESTO no nos rendimos. Por ESTO confiamos en el proceso.

Realmente como lo que quiero durante mi ventana. Soy REALMENTE buena retrasando la comida, sabiendo que no tengo que negármela. Durante la semana laboral, me apego mucho al OMAD. Durante los fines de semana, tengo una mayor ventana. Nos fuimos de vacaciones este verano, donde cumplí con mi ventana y no gané peso. Fuimos a Disney por una semana donde me mantuve con una ventana extendida y no tuve ningún aumento de peso. Esta temporada de vacaciones fue la más relajada de todo el año y el par de libras que gané (y que perderé al final de la semana) valieron la pena. Esta flexibilidad y el hecho de no restringir lo que como ha sido lo que me ha ayudado a tener éxito. Estoy segura de que podría perder más peso con más restricciones, pero puedo prometerte que me habría rendido hace mucho tiempo. Además, la gente no ve mi balanza, pero sí mi figura. Si tan sólo mi cara se adaptara al programa y adelgazara...

Mis preferencias alimenticias han sido definitivamente el cambio más grande desde que empecé el ayuno intermitente. No me opongo al pastel y a los dulces, pero no soy tan dependiente del azúcar como antes. Solía NECESITAR algo dulce después de comer o me ponía temblorosa. Luché constantemente contra la hipoglucemia... pero ni una sola vez en los últimos 365 días, incluso cuando donaba sangre. Me apetecen las verduras y las proteínas de calidad. Por primera vez en mi vida empecé a comer/ansiar quesos reales y de calidad. La idea de desperdiciar mi única comida en comida rápida, comida empaquetada o sándwiches baratos me lastima el alma. Cuando quiero dulces, me inclino por un sabor específico en lugar de por cualquier cosa que haya en la despensa. La pobre Debbie está perdida sin mí. A pesar de intentarlo todo, no he sido capaz de adaptarme al café negro, así que abro mi ventana todos los días con una taza de café dulce y cremoso como mi pequeño "choca esos cinco" por perseverar.

Sé que esto es largo, pero espero que ayude a alguien más a no perder el rumbo. He visto a mi mamá hacer dieta desde el día en que nací. Crecí sin saber a qué sabían los aderezos para ensaladas y los refrescos no dietéticos. Nunca entendí por qué no podía amarse a sí misma y ver su propia belleza de la misma manera que yo la amaba y pensaba que era hermosa. Luego me convertí en madre y esos pequeños rufianes le hicieron a mi cuerpo lo que yo le hice al de ella. Se hizo muy difícil sentirme digna o deseable. Me metí en Weight Watchers, conté calorías una vez y tomé UNA píldora dietética (no, gracias) pero nunca podía comprometerme porque sabía que no funcionaban. Había visto a mi madre perder y ganar y perder y ganar toda mi infancia. Ella tiene una voluntad de acero y yo sabía que no podría estar a la altura. Pero esto... ESTO FUNCIONA. Tal vez no he perdido mucho peso, pero he recuperado un cuerpo muy roto y he sanado un alma muy dañada. Esto era para mí. Puedo decir, sin duda, que el ayuno intermitente se ha convertido y seguirá siendo mi estilo de vida."[8]

Brown dijo: "Mucha gente me pregunta qué ejercicios pueden ayudar con la grasa abdominal y la respuesta es ninguno. No hay ningún entrenamiento específico que se enfoque en la grasa abdominal. Los entrenamientos abdominales son excelentes para desarrollar el músculo, pero la pérdida de grasa se produce al crear un déficit calórico o al realizar ejercicios cardiovasculares. Para que sus músculos abdominales se noten, usted debe fortalecerlos al mismo tiempo que elimina la grasa que los cubre. "¡El ayuno intermitente es genial!"

Nicole dijo, "Perdí 25 libras en unos 4 meses. Pero con un montón de errores. Por ejemplo, yo había planeado ayunar un día y me invitaban a una fiesta en la oficina o a cenar con los padres de mis compañeros de cuarto. Es muy difícil para mí rechazar la comida cuando alguien la prepara para mí. Pero aun así perdí peso. El ayuno intermitente me salvó la vida porque no sé cómo podría haber sobrevivido".

---

[8] ("Casos de éxito", s.f.)

Theusan dijo: "He estado haciendo ayuno intermitente durante un mes más o menos, y he perdido 2 ó 3 libras. Ya tengo un nivel bastante bajo de grasa corporal, así que cada libra es una batalla, pero realmente he llegado a disfrutar del ritmo de esta, y probablemente seguiré ayunando intermitentemente durante el mantenimiento y tal vez incluso cuando aumente de peso este invierno. Realmente me ayuda a disfrutar más de mis comidas y a pensar menos en la comida".

Gabriella dijo: "Nunca he podido hacer dietas normales: he tenido trastornos alimenticios desde que era adolescente (atracones/purgas), pensando que era una buena manera de perder peso. Para mí, había comida buena y comida mala. Si me comía las buenas, estaba bien. Si comía algo que consideraba malo, sentía un impulso abrumador de deshacerme de él. El peso seguía subiendo, cada 5 libras que ganaba, deseaba estar donde había estado hace 5 libras. Tuve períodos cortos de menor peso mientras hacía teatro comunitario, paseaba a mi perro todas las noches y hacía jazzercicio. De hecho, visité a una amiga hace años y vi que había perdido peso. Dijo que sólo cenaba, lo que quisiera. En ese momento, eso me pareció una locura y lo descarté, ojalá hubiera prestado más atención.[9]

Limpié mi dieta mientras investigaba sobre cómo vivir con un presupuesto de cupones de alimentos. Menos

---

[9] ("Casos de éxito", s.f.)

comer fuera de casa, más comer en casa. Me uní a una cooperativa y empecé a conseguir muchas frutas y verduras con las que experimentar.

En la primavera de 2015, corrí mi primer 5k y en la fiesta de pasta previa a la carrera, Team World Vision estaba allí y dijo que podían llevarme de 5k a maratón a tiempo para el maratón de Chicago en octubre. Por la razón que sea, les creí y me apunté. Pasé ese verano entrenando, junto con algunas pesas para fortalecer mis piernas. Pensé que tanto correr tendría que ayudarme a perder peso. Terminé esa maratón, muy lentamente. Sólo perdí 10 libras, que volvieron a aumentar cuando dejé de correr.

A finales de 2016, encontré IF (ayuno intermitente, por sus siglas en inglés) y OMAD (una comida al día, por sus siglas en inglés). Me acordé de esa amiga que había visitado. Empecé en enero de 2017 con un peso de 172, usando mayormente tallas 14.

No vi absolutamente ninguna pérdida en la balanza durante al menos 3 semanas, pero mi abdomen estaba desapareciendo y la ropa me quedaba más suelta. Hice un ayuno de 72 horas y bajé 5 libras, me mantuve allí por un rato; otro ayuno largo con una gota, y me mantuve allí, pero entonces mi cuerpo pareció comenzar a aprender qué hacer.

Generalmente uso una ventana de 4 horas para comer, pero he tenido algunas más largas cuando surge algo. No me restrinjo porque eso me obsesionaría. Nada de escribir en un diario, porque eso también me volvería loca.

Es septiembre de 2017. Me tambaleo entre 146 y 148 libras, pero mi cuerpo se ve completamente diferente. Me pongo ropa de tallas 4 a 8. Duermo bien, mi piel se ve mejor y tengo mucha energía. Me hice un examen físico recientemente y el doctor dijo que todas mis pruebas de laboratorio se ven muy bien, mi HDL era tan alto que compensaba mi LDL elevado.

IF y OMAD me devolvieron mi vida, una vida con confianza y libertad para comer".*[10]*

---

[10] ("Casos de éxito", s.f.)

Capítulo Dos: Por qué el ayuno intermitente funciona

Es muy obvio y sumamente claro que el ayuno intermitente es un estilo de vida revitalizante y una de las formas más efectivas de perder peso, mantenerse sano y en forma, y un montón de otros beneficios asociados a ellos.

En su forma más elemental, el ayuno intermitente es una tendencia alimenticia en la que se somete al organismo a varios ciclos de abstinencia sin consumir alimentos intencionalmente durante un número de horas predeterminadas y específicas. Por lo general, los principiantes comienzan con un ciclo de 12 horas en el que se permiten consumir alimentos de 8 a.m. a 8 p.m., y luego pasan al modo de ayuno en el que no comen ni consumen ningún tipo de alimento de ningún tipo de las 8 p.m. a las 8 p.m.

El acto del ayuno intermitente ha recibido popularidad mundial debido a la enorme cantidad de investigaciones y estudios que han comprobado a lo largo del tiempo los maravillosos beneficios que se pueden obtener. Además de ser un tratamiento muy eficaz para el sobrepeso y la obesidad, el ayuno intermitente ha demostrado aumentar y mejorar algunos factores relacionados con la salud y la pérdida de funcionalidad de los tejidos asociada a la edad. Para que pueda entender mejor cómo y por qué hacernos pasar por un horario de ayuno es tan efectivo para una vida más larga y una pérdida de peso masiva, he decidido hacer mención de las entrevistas que se han hecho con expertos en la materia.

Según el Dr. Akil Palanisamy, médico formado en Harvard y autor de La Dieta Paleovédica, *"el ayuno intermitente funciona principalmente a través de tres mecanismos. El principal es el equilibrio hormonal. Aumenta los niveles de la hormona de crecimiento y normaliza las hormonas metabólicas como la insulina, la leptina y la grelina. En los hombres, también se cree que eleva la testosterona. El segundo es quemar grasa. Es una de las técnicas más eficaces para estimular el metabolismo y promover la descomposición del tejido adiposo. Tercero, promueve la autofagia, que es el proceso por el cual las células descomponen toxinas y desechos. Esto ayuda a regenerar las células y tiene un efecto antienvejecimiento también".*

El fundador de Ancient Nutrition y DrAxe.com, Dr. Josh Axe, explica además en su página web que, *"la extensa investigación sobre el concepto del ayuno intermitente sugiere que funciona de dos maneras diferentes para mejorar varias facetas de la salud. En primer lugar, el ayuno intermitente reduce los niveles de estrés oxidativo en las células de todo el cuerpo. Se cree que este es el mecanismo detrás de la protección del corazón y el cerebro en particular que proporciona el ayuno intermitente, así como su impacto en la esperanza de vida".* Por otra parte, el Dr. Axe añade que *"la práctica del ayuno intermitente mejora la capacidad de su cuerpo para lidiar con el estrés a nivel celular. El ayuno intermitente activa las respuestas celulares al estrés similares a las de los estresantes muy leves, actuando como estimulantes leves para la respuesta de su cuerpo al estrés. Como esto ocurre consistentemente, su cuerpo se refuerza lentamente contra el estrés celular y es entonces menos susceptible al envejecimiento celular y al desarrollo de enfermedades".*[11]

Es muy importante tener en cuenta que el ayuno intermitente por sí solo no será tan efectivo. Para aprovechar al máximo la eficacia y los beneficios del ayuno intermitente, el Dr. Chad Walding, cofundador de NativePath y The Paleo Secret, y entrenador de salud holística, dijo una vez que la nutrición también juega un papel clave en el ayuno intermitente. Advierte que uno no debería tener la falsa creencia de que "*se puede tener un atracón de alimentos procesados con alto contenido de azúcar y luego compensar rápidamente". Todavía no hay una solución milagrosa para la pérdida de peso sostenible y la salud holística. Consumir una dieta antiinflamatoria llena de una variedad de verduras y frutas, proteínas magras y grasas de calidad son la base para una salud óptima. A partir de ahí, los individuos necesitan encontrar lo que funciona con su propio esquema biológico único".*[12]

Esto nos dice que no debemos comer y esperar mejorar los daños con el ayuno. La buena nutrición trabaja mano a mano con el ayuno intermitente. No debe consumir demasiadas calorías ni consumir alimentos con alto

---

[11] ("These Experts Explain Exactly Why Intermittent Fasting Really Works" ["Estos expertos explican exactamente por qué el ayuno intermitente funciona realmente"], 2019)

[12] ("These Experts Explain Exactly Why Intermittent Fasting Really Works" ["Estos expertos explican exactamente por qué el ayuno intermitente funciona realmente"], 2019)

contenido de azúcar y esperar que su ayuno lo compense.

Ese es un NO rotundo porque el resultado de tal ayuno no será muy alentador. Así que nos animan a seguir una buena dieta nutricional (como una dieta cetogénica) mientras realizamos ayunos intermitentes y obtendremos resultados que serán muy alentadores y que nos impulsarán a continuar con nuestro estilo de vida.

Otro punto de vista sobre por qué el ayuno intermitente funciona es que el exceso de peso que se quiere eliminar en el cuerpo es la energía almacenada que se convirtió en grasa. Es a través del consumo de calorías que se obtiene energía, y las calorías se obtienen de los alimentos que comemos. Así que puede ver que el ayuno intermitente es una manera de minimizar el número de calorías alucinantes que ingiere al abstenerse de comer por un período de tiempo.

Durante este período de no consumir calorías, el organismo no tendrá otra opción que utilizar la energía almacenada, es decir, la grasa, para continuar con las actividades cotidianas que realiza. Este es un gran recurso para reducir el exceso de grasa proveniente del consumo excesivo de calorías y utilizarla para la energía del cuerpo. Por lo tanto, no se almacena ningún exceso de energía y eso significa que no hay exceso de grasa. Esto puede ser alucinante a veces, pero es simplemente una de las diversas maneras en que el ayuno intermitente funciona en su organismo.

Después de una larga serie de ayunos intermitentes, siempre y cuando no coma demasiado o de manera extravagante, el ayuno intermitente realmente le ayudará a reducir el exceso de peso y la grasa abdominal.

Los estudios han demostrado que el ayuno intermitente, si se sigue adecuadamente, puede ser una herramienta muy útil y poderosa para la pérdida de peso. Un estudio realizado en 2014 ha descubierto que este patrón de alimentación [ayuno intermitente] puede causar una pérdida de peso del 3-8% en un período de 3-24 semanas, lo que es una cantidad bastante significativa en comparación con la mayoría de los estudios de pérdida de peso.

Este mismo estudio ha revelado que las personas también tienden a perder entre el 4 y el 7% del perímetro de la cintura; esto indica una pérdida significativa de grasa abdominal dañina y peligrosa que se acumula alrededor de los órganos y causa enfermedades. Otro estudio ha demostrado que el ayuno intermitente causa menos pérdida muscular que el método más estándar de los esquemas de restricción calórica continua.

Mitos/Conceptos erróneos sobre el ayuno intermitente

Hay muchos conceptos erróneos con respecto al ayuno intermitente; la mayoría de estos conceptos erróneos son risibles debido a su imaginación y falta de pruebas concretas para respaldarlos. Yo separaría la verdad de la ficción y la imaginación.

El ayuno intermitente ha recibido mucho reconocimiento de expertos y entusiastas durante los años en consecuencia a su eficacia. Esto ha llevado a algunos mitos y conceptos erróneos en torno a lo que el ayuno intermitente en realidad establece.

No es sorprendente que el número de personas que están en contra del estilo de vida del ayuno intermitente sea alucinante en proporción a las personas que diligentemente siguen sus reglas. Hay una lógica clara en esto, lo que significa que hay una pizca de eficacia y razonamiento sólido al seguir el estilo de vida de ayuno intermitente.

En lugar de alabar y enfatizar los beneficios del ayuno intermitente, examinaré algunos de los mitos infundados acerca de la devastadora ventaja del ayuno intermitente y proporcionaré una refutación sólida a la afirmación de que es una forma de vida equivocada e insana.

Primero, algunas personas creen ampliamente que su metabolismo aumentará si comen con frecuencia. Es bastante ridículo que esta creencia esté flotando por el Internet. *"Coma muchas, pequeñas comidas para avivar la llama metabólica."*

Muchas personas creen que comer más comidas lleva a una alta probabilidad de aumentar su tasa metabólica, para que su cuerpo pueda quemar más calorías en general.

No discuto el hecho de que el cuerpo humano gasta una cierta cantidad de energía en digerir y utilizar los nutrientes que contiene una comida. Esto se conoce como el efecto térmico de los alimentos y equivale a alrededor del 20-30% de las calorías para las proteínas, 5-10% de carbohidratos, 3% para las grasas.

En promedio, el efecto térmico de los alimentos alcanza hasta alrededor del 10% de la ingesta total de calorías. La principal contención de esto es el número total de calorías que se consumen, no el número de comidas que se consumen. Por ejemplo, comer diez comidas de 600 calorías todavía tiene el mismo efecto que comer seis comidas de 1000 calorías. Sigue siendo la misma cantidad, que es 10%, sigue siendo 600 calorías en ambos casos. Esto está respaldado por varios estudios sobre la alimentación en humanos, que muestran que la disminución o el aumento de la frecuencia de las comidas no tiene ningún efecto sobre el total de calorías quemadas. Su consumo total de calorías es lo que importa.

Es la creencia de algunas personas que comer y picar a menudo es muy bueno para la salud. No es natural que el cuerpo humano esté en un estado constante de ingesta de alimentos. Cuando estábamos evolucionando, había momentos en que teníamos que estar en un estado de escasez periódicamente.

Se ha comprobado que el ayuno intermitente induce un

proceso de reparación celular llamado autofagia, mediante el cual las células utilizan proteínas viejas con el propósito de obtener energía. Este proceso ayuda contra muchas enfermedades como la enfermedad de Alzheimer e incluso se ha dicho que reduce las posibilidades de cáncer.

En una entrevista, el Dr. Chaldwin dijo: *"La verdad es que el ayuno de vez en cuando tiene todo tipo de beneficios para la salud metabólica. Hay algunos estudios que han demostrado que comer bocadillos, y comer muy a menudo, pueden tener efectos negativos en la salud y aumentar el riesgo de enfermedad"*.

Un estudio descubrió que, con un consumo alto de calorías incluido, una dieta con comidas más frecuentes causa un aumento cada vez mayor de la grasa hepática, lo que indica que los bocadillos pueden aumentar el riesgo de enfermedad hepática grasa. Además, se ha revelado que las personas que comen con más frecuencia tienen un mayor riesgo de tener cáncer colorrectal. Es un concepto erróneo que los bocadillos son buenos para la salud. Diversos estudios muestran que los bocadillos son bastante dañinos y algunos otros estudios muestran que el ayuno intermitente de vez en cuando tiene importantes beneficios para la salud.

Una acusación muy común y generalizada sobre el ayuno intermitente es que pone al cuerpo en un modo de inanición. ¿Puede decirse que esto es cierto? De acuerdo con la alegación, el acto de no comer [ayuno intermitente] hace que el cuerpo piense que se está muriendo de hambre; por lo tanto, cierra su metabolismo y evita que se quemen calorías.

Es muy cierto que la pérdida de peso a largo plazo puede reducir el número de calorías que un individuo quema. Pero esto generalmente sucede con la pérdida de peso, sin importar el método que utilice. No existe evidencia factual que indique que sólo se trata de ayunos intermitentes porque esto es común en otras estrategias de pérdida de peso. De hecho, se ha demostrado que el ayuno intermitente aumenta la tasa de metabolismo. Esto se debe a un aumento drástico de los niveles de norepinefrina en la sangre, que instruye a las células grasas a descomponer la grasa corporal y también estimula el metabolismo.

Se ha dicho que el ayuno intermitente no es bueno para las personas con diabetes. La creencia de que necesitamos consumir alimentos constantemente para mantener el nivel de azúcar en la sangre es un mito del ayuno intermitente que impregna la sociedad en su conjunto.

Un estudio ha demostrado que a través del ayuno intermitente, se puede estabilizar el nivel de azúcar en la sangre de los participantes después de cenar. En un grupo de diabéticos tipo 2, ha habido una mejoría en la pérdida de peso y también en los niveles de azúcar en la sangre.

De hecho, incluso se ha dicho que el ayuno prolongado puede restaurar la sensibilidad a la insulina en quienes sufren de diabetes tipo 2. También se ha comprobado que seguir una rutina de dieta cetogénica también restaura la sensibilidad a la insulina porque cuanto mejor sea nuestra sensibilidad a la insulina, menos insulina tendrá que producir nuestro cuerpo y esto conducirá a una menor inflamación en nuestro organismo.

Esto es de suma importancia porque reduce el riesgo de insuficiencia renal y enfermedades cardíacas en personas que sufren de diabetes.

Otro aspecto positivo es que para las personas que sufren de diabetes tipo 1 y no pueden producir su propia insulina, es muy importante vigilar de cerca el azúcar en la sangre para hacer esto de la manera correcta. Por lo tanto, no sólo se ha refutado esta creencia, sino que también se ha aclarado que el ayuno intermitente es muy útil para las personas que sufren de diabetes.

Me encontré con un artículo un día que dice que el ayuno intermitente causa pérdida de músculo y decidí abordar el tema. Este es uno de los mitos del ayuno intermitente y se origina principalmente en el mundo del fitness. Es un concepto erróneo. Es cierto que el cuerpo procederá a crear energía a partir de las proteínas de los músculos durante el período de restricción calórica alargada; es poco probable que esto ocurra durante un ayuno diario intermitente.

De hecho, una prueba reciente mostró que el ayuno en días alternos por un período de 8 semanas estimula la pérdida de grasa en un promedio de 12 libras, mientras que no hay una pérdida o reducción significativa en la masa muscular. La buena noticia es que realmente se puede perder peso y también ganar músculo al mismo tiempo que se realiza un ayuno intermitente. ¿Cómo es posible? Simplemente optimice su ingesta de calorías y proteínas dentro de su ventana de alimentación. Con el ayuno intermitente, todavía se puede ganar más músculos.

También se cree que el cerebro no tendrá suficiente combustible para llevar a cabo las actividades. Este es uno de los mitos comunes del ayuno intermitente, pero será refutado. Es una creencia común que sin comida el cerebro no puede funcionar correctamente. Recuerdo que cuando estaba en la escuela primaria, mi mamá siempre me decía por la mañana mientras se preparaba para ir a la escuela que si no comía, mi cerebro no funcionaría adecuadamente en la escuela. ¿Es esto realmente cierto?

Se ha demostrado que no es cierto. La afirmación dice que si usted está ayunando, su cerebro no puede funcionar correctamente y perderá la concentración y la memoria. No es así exactamente. El cerebro necesita glucosa para funcionar. Si no come cada pocas horas, su cerebro no dejará de funcionar. Incluso durante un ayuno prolongado, el cuerpo puede producir lo que el cerebro necesita para funcionar.

Ahora hemos examinado varias afirmaciones, mitos y conceptos erróneos sobre el ayuno intermitente, que espero que hayan sido refutados y que se hayan dejado claros.

Capítulo Tres: ¿Qué queremos decir con dieta cetogénica?

Sé que no es la primera vez que ves esta palabra, "*cetogénico*".

Para entender profundamente lo que hay debajo de la palabra, necesitamos entender ciertos términos.

¿Qué es una dieta? En el mundo de la nutrición, una dieta puede ser referida como la suma de alimentos que es consumida por una persona o cualquier otro organismo. Esta palabra a menudo insinúa una nutrición peculiar con fines de salud o de control de peso.

No se discute el hecho de que los humanos podemos ser definidos como criaturas omnívoras. Cada persona y cada cultura individual tienen en alta estima algunas preferencias alimenticias y algunos tabúes alimentarios. Esto puede deberse a algunas razones personales y convicciones o el gusto personal y la ética. Estas preferencias individuales pueden ser muy saludables, mientras que algunas no tanto.

¿Qué es una dieta cetogénica? Una dieta cetogénica es una dieta alta en grasas, baja en carbohidratos y adecuada en proteínas que en el mundo de la medicina, se usaba para tratar la epilepsia refractaria en niños.

Esta dieta estimula al cuerpo a quemar grasas en lugar de quemar los carbohidratos contenidos en los alimentos que se convierten en glucosa, que luego es transferida por todo el organismo, con el único propósito de alimentar el cerebro, las células y todo lo demás. Sin embargo, si la dieta tiene muy pocos carbohidratos, el hígado convierte las grasas en ácidos grasos y cuerpos cetónicos.

Estos cuerpos cetónicos pasan al cerebro y reemplazan la glucosa como fuente de energía. Un estado en el cuerpo humano en el que hay un nivel elevado de cetonas en la sangre se conoce como cetosis y esto reduce drásticamente la tasa de ataques epilépticos.

La cetosis es un estado natural para el cuerpo humano cuando está alimentado casi totalmente por grasa. Esto es normal durante el ayuno o cuando usted está en una estricta dieta baja en carbohidratos que también se conoce como dieta cetogénica.

Cuando usted está experimentando cetosis, hay muchos beneficios y ventajas que se relacionan con la reducción de la masa corporal, el rendimiento y la salud.

La palabra "*ceto*" en cetosis se deriva de "*cetonas*", y como he dicho antes, las cetonas se producen en la conversión de grasas y también son pequeñas moléculas de combustible que están en el cuerpo.

Es un combustible alternativo y una fuente de energía para el cuerpo, producida a partir de las grasas que comemos y se utiliza más significativamente cuando la glucosa en nuestro cuerpo es muy escasa.

Estas cetonas se producen cuando usted consume una dieta muy baja en carbohidratos (los carbohidratos son la principal fuente de glucosa) y una cantidad moderada de proteínas, porque el exceso de proteínas también se puede convertir en azúcar en la sangre.

Este estado de cetosis es muy beneficioso; una manera segura de entrar en este estado es a través de una dieta cetogénica.

Durante el proceso de la dieta cetogénica, el cuerpo no recibe suficiente azúcar en la sangre de los carbohidratos y las proteínas.

Esto forzará al hígado a convertir la grasa en ácidos grasos y cetonas, lo que alimenta el cerebro y conduce a un estado de cetosis.

Durante este estado, el cuerpo cambia todo su suministro de energía en grasa y la quema por completo, lo que llevará a la quema masiva de grasa y la pérdida de peso, y el nivel de la hormona insulina también se reduce.

Los estudios han demostrado que esto es muy bueno para la pérdida de peso. Puede que se pregunte, ¿cómo entro en esta cetosis? Para entrar en la cetosis, se necesita un nivel bajo de la hormona insulina que almacena la grasa y esto se puede lograr con una dieta cetogénica y también añadiendo el ayuno intermitente. La dieta cetogénica ha sido probada por investigaciones y estudios para tratar la epilepsia, el acné y también ayuda a perder peso y a controlar el azúcar en la sangre.

El desarrollo histórico de la dieta cetogénica

La historia de la dieta cetogénica se remonta a las décadas de 1920 y 1930. La dieta cetogénica se hizo ampliamente conocida como una forma de terapia para la epilepsia. La dieta cetogénica se desarrolló para proporcionar una alternativa al ayuno que ha demostrado su éxito como tratamiento efectivo para la epilepsia. Sin embargo, la dieta cetogénica fue abandonada posteriormente debido a la invención de terapias anticonvulsivas. Aunque se demostró que la medicación podía controlar la mayoría de los casos de epilepsia, aun así no pudieron controlar alrededor del 20-30% de los casos de epilepsia, especialmente en casos de niños pequeños, y se reintrodujo la dieta cetogénica como una forma de controlar la afección.

Fue en 1921 que un endocrinólogo, Rollin Woodyatt, observó que tres compuestos solubles en agua, acetona, acetoacetato y beta hidroxibutirato, que se les conocen como cuerpos cetónicos, eran producidos por el hígado como resultado de la inanición o si seguían una dieta rica en grasas y baja en carbohidratos.

Russell Wilder de la Clínica Mayo llamó a esta dieta la dieta cetogénica y comenzó a usarla como tratamiento para la epilepsia en 1921.

Investigaciones prolongadas que se llevaron a cabo en la década de 1960 demostraron que más cetonas son producidas por triglicéridos de cadena media por unidad de energía, debido a que se transferían rápidamente al hígado.

En 1971, Peter Huttenlocher inventó una dieta cetogénica en la que el 60% de sus calorías se derivaban del aceite de triglicéridos de cadena media, y se incluían más carbohidratos y proteínas en comparación con la dieta cetogénica original. Esto señala que los podrían pueden preparar comidas más agradables para sus hijos que tenían epilepsia. Muchos hospitales adoptaron la dieta MCT en lugar de la dieta cetogénica original, mientras que algunos de ellos utilizaron la combinación de ambas.

La dieta cetogénica recibió la atención de los medios de comunicación nacionales en los Estados Unidos en octubre de 1994, cuando el programa de NBC hizo mención del caso de Charlie Abrahams. El niño de dos años de edad sufría gravemente de epilepsia, que seguía sin poder ser controlada por las terapias tradicionales y alternativas.

Su padre, Jim Abrahams encontró una referencia a la dieta cetogénica en una guía de epilepsia y llevó a Charlie a ver al doctor John M. Freeman en el Hospital Johns Hopkins, donde la terapia se ofrecía continuamente. La epilepsia de Charlie fue controlada drásticamente bajo la dieta cetogénica y su progreso en el desarrollo continuó.

Esto inspiró en gran medida a Abrahams a crear la fundación Charlie para mejorar la dieta cetogénica y financiar la investigación.

Hubo una explosión científica que señaló el interés en la dieta cetogénica. En 1997, Abrahams produjo una película en la que un niño que sufría de epilepsia fue tratado con éxito con la dieta cetogénica. En 2007, la dieta cetogénica estaba disponible en unos 75 centros de 45 países. La dieta cetogénica también fue elogiada y está siendo investigada para tratar otros trastornos además de la epilepsia.

Testimonios que reconocen la eficacia de la dieta cetogénica

Como mencioné anteriormente en el desarrollo histórico de la dieta cetogénica, mencioné a Charlie Abrahams, cuya historia de éxito desencadenó la distribución del conocimiento y el aprendizaje de las personas al conocer la eficacia de la dieta cetogénica.

Muchas personas han tenido varios testimonios sobre el valor y la importancia de la dieta cetogénica. He encontrado muchos testimonios que me derriten el corazón, me quitan el aliento y me dan ganas de tomar un megáfono y dar testimonio de la eficacia de la dieta cetogénica en todo el mundo. En este segmento, compartiré los testimonios de estas personas.

Estos testimonios se han tomado de varias páginas

web y serán citados como notas al pie de página, y también al final del libro.

Abigail dijo: "*¡Mi transformación de 31 días! Los últimos meses del 2017 fueron duros para mí. Con tantos cambios de vida, me encontraba en la cima del agotamiento mental y físico. Tenía muchas emociones contenidas, y dejé que el estrés se llevara lo mejor de mí. Empecé a descuidar mi salud en formas que no había hecho en años. Necesitaba un cambio positivo desesperadamente. Me necesitaba de vuelta desesperadamente a mí misma...*

Hablo de los horribles efectos secundarios que me sucedieron durante esos 3 meses de abandono y cómo la dieta keto me salvó de arrepentirme totalmente de lo que me había convertido. Fue muy difícil al principio porque ya me había acostumbrado al tipo de comida que solía comer".[13]

Una madre en forma dijo: "*¡perdí 17.5 pulgadas y 23 libras!*

Hoy es un día muy, muy importante para mí.

¡Estoy celebrando 60 días de dieta keto y he perdido y ganado tantas cosas!

Lo que he perdido con la dieta keto:

- 23 libras

- 2,25 pulgadas en los brazos

---

[13] ("27 Keto Diet Before-And-After Photos That Will Make Your Jaw Drop" ["27 Fotos de antes y después de la dieta Keto que harán que tu mandíbula se caiga"], s.f.)

- 3 pulgadas en la cintura

- 5.5 pulgadas en las caderas

- 3,5 pulgadas en la barriga

- 1,75 pulgadas en cada muslo

- 1,5 pulgadas en cada pantorrilla.

Chicos, perdí 23 libras y más de 17.5 pulgadas en sólo 60 días de cetosis.

Debido a que me operaron sólo un par de semanas después de mi meta de los 60 días, ni siquiera pude hacer mucho ejercicio, así que ahora es que puedo volver a levantar pesas de nuevo, por lo que casi todo esto que logré fue sólo con dieta.

No contaba calorías; sólo contaba los carbohidratos y me quedaba por debajo de los 40 carbohidratos netos todos los días.

Entonces, ¿qué viene ahora?

Bueno, primero, nuevos trajes de baño. Los míos se me están cayendo, y puedo ver que mis abdominales están empezando a notarse, así que ¡hola, dos piezas!

También seguiré con la dieta keto un poco más tiempo, porque mi amigo todavía está perdiendo peso para unirse al servicio militar, pero después de eso voy a hacer la dieta keto modificada, donde consumo unos 25 g de carbohidratos 30 minutos antes de mi entrenamiento durante un par de meses, y luego debo medir si todavía estoy perdiendo grasa y ganando músculo.

Mi cuerpo es un experimento ahora mismo, pero en el peor de los casos, no me conformaré con añadir más carbohidratos y volveré a la dieta keto".[14]

Linda dijo, "Hola, mi nombre es Linda; he perdido un poco más de 60 libras con la dieta keto, empecé a principios de noviembre, me voy a casar en el 2019, ¡y quiero lograr ser mi mejor persona! Mi objetivo es perder 100-110 libras en total".

Natalie dijo: "Consumía gluten aquí y allá... gracias a Dios que me hice la prueba de sensibilidad a los alimentos o seguiría teniendo mala salud. No tengo nada en contra de la dieta vegana, pero el cuerpo de cada persona es diferente, las personas han tenido éxito con el veganismo y las personas que son resistentes a la insulina no. Me alegro de haber encontrado la dieta keto, me ha salvado la vida."[15]

Una mamá de Texas dijo: "Dios, recuerdo los

---

[14] ("27 Keto Diet Before-And-After Photos That Will Make Your Jaw Drop" ["27 Fotos de antes y después de la dieta Keto que harán que tu mandíbula se caiga"], s.f.)

[15] ("27 Keto Diet Before-And-After Photos That Will Make Your Jaw Drop" ["27 Fotos de antes y después de la dieta Keto que harán que tu mandíbula se caiga"], s.f.)

sentimientos que tenía antes de empezar con la dieta keto... sentimientos de miedo, sentimientos de desánimo o de volver a decepcionarme a mí misma... ¿qué pasa si fallo con esto como lo he hecho con todo lo que he intentado durante los últimos 12 años? Mirando atrás, hace un año, en el Día de la Madre, reflexionando sobre dónde estaba entonces y dónde estoy ahora, no sólo en lo que respecta a mi pérdida de peso, sino también a mi estado mental en ese momento. Las cosas mejoraron, pero no estaba cerca de donde estoy ahora. La pérdida de peso y el cambio drástico de mis hábitos alimenticios han contribuido y estoy muy agradecida de haberme hecho cumplir todos los días. Entonces, ¿qué pasaría si...? ¿Y si nunca me diera la oportunidad? Yo predico mucho la importancia de creer en ti mismo porque eres el único que puede empujarte a hacer el cambio. No dejes que los "peros" te detengan. Cree en TI. Cumple por TI. Ve de puntillas si es necesario, pero si es algo que tanto deseas... despiértate todos los días y ¡TOMA ESE PASO! VALE LA PENA. Todo gracias a la dieta KETO.[16]

Una mujer que practica la dieta keto dijo: "¡Hace 42 días que estoy con la dieta keto! Nunca he estado tan feliz con una dieta en mi vida. He perdido 26 libras, la dieta Keto realmente me salvó la vida. Me emociona seguir adelante porque quiero alcanzar mi meta deseada. Aparte de la

---

[16] ("27 Keto Diet Before-And-After Photos That Will Make Your Jaw Drop" ["27 Fotos de antes y después de la dieta Keto que harán que tu mandíbula se caiga"], s.f.)

dieta, también hago ejercicios unos 3 días a la semana para mantener una vida saludable. La dieta keto me salvó."[17]

Una mujer transformada dijo: "Comencé mi dieta keto a finales de septiembre y actualmente todavía sigo la dieta. Perdí 35 libras a principios de marzo. Tuve a mi hija en enero de 2017. Después de cuidar de mi nueva familia, olvidé preocuparme por mí misma. Olvidé mantenerme sana y feliz. La dieta keto y el ejercicio regular me han convertido en la mamá y la esposa saludable que merezco ser".[18]

Becky dijo, "¡Oh, qué diferencia hace un año! La dieta keto ha hecho maravillas con mi cuerpo. El año pasado pesaba 13 libras más y corría o hacía cardio todos los días pero comía toneladas de carbohidratos. Ahora sigo haciendo ejercicio todos los días, pero funciono con una dieta alta en grasas".

Sugar dijo: "Feliz martes de traducción. Honestamente puedo decir que hace un año, nunca me hubiera imaginado sobrepasando mi meta de perder 50 libras de peso, ¡pero, aquí estoy, 75 libras más ligera y me siento mejor que nunca! La chica que solía ser antes se

---

[17] ("27 Keto Diet Before-And-After Photos That Will Make Your Jaw Drop" ["27 Fotos de antes y después de la dieta Keto que harán que tu mandíbula se caiga"], s.f.)

[18] ("27 Keto Diet Before-And-After Photos That Will Make Your Jaw Drop" ["27 Fotos de antes y después de la dieta Keto que harán que tu mandíbula se caiga"], s.f.)

avergonzaba de su cuerpo y lo cubría para asegurarse de que nadie lo viera. ¡La nueva chica que soy ahora es segura, poderosa y fuerte! Me siento muy afortunada de tener un gran sistema de apoyo a mí alrededor y les agradezco a todos ustedes que me han pedido consejos o transmitido palabras amables. Mantengan la calma y sigan con la dieta Keto, amigos.

En cuatro días, se cumplirán 6 meses de mi viaje de pérdida de peso con la ayuda de la dieta keto, y he perdido 31 libras. Este ha sido un viaje, pero me encanta cada momento. Aún no ha terminado."

Amy dijo: "Me han preguntado mucho sobre la dieta keto, y si creo que realmente funciona. Hasta hoy... he perdido casi 40 libras, tengo una tonelada de energía y estoy sintiendo una diferencia con mi memoria. Esto no es una dieta; es una forma de vida. Si puedo comer queso y perder peso... cuenta conmigo".[19]

Nicole escribió: "Solía tener un sobrepeso severo durante un período de mi vida. Algunas personas me conocen desde hace mucho tiempo y han visto mi progreso, pero otras sólo me conocen desde ahora y no saben cómo solía ser. Hay algunos años de mi vida con cero a pocas fotos mías porque odiaba la forma en que me veía. Después de salir de una relación tóxica cuando solía comerme mis

---

[19] ("27 Keto Diet Before-And-After Photos That Will Make Your Jaw Drop" ["27 Fotos de antes y después de la dieta Keto que harán que tu mandíbula se caiga"], s.f.)

sentimientos de depresión, pude perder un poco de peso por mi cuenta al concentrarme en volver a las actividades que amaba, que eran el teatro musical y, en general, ser feliz de nuevo. Pero seguía con sobrepeso hasta que llegué a una especie de meseta, así que dejé de intentarlo porque parecía que nada funcionaba. No fue hasta octubre de 2016 que aprendí sobre el estilo de vida cetogénico y empecé a comer de esa manera y pude perder 10 libras en 2 meses, sólo por escoger alimentos más sanos. En enero de 2017, comencé un régimen de acondicionamiento físico, yendo al gimnasio unos 4-5 días a la semana haciendo una mezcla de levantamiento de pesas y ejercicios cardiovasculares. Mi plan era alcanzar mi objetivo de peso en un año. Para ser honesta, no pensé que iba a lograrlo, pero me dije a mí misma que sería feliz si me acercaba. Ha pasado un año desde que hice mi primer entrenamiento por mi cuenta y estoy tan emocionada de decir que lo logré.... ¡¡¡Llegué a mi meta de peso!!! Desde junio de 2015 hasta ahora, he perdido 76 libras y soy una versión más feliz, saludable y fuerte de mí misma que nunca antes. No se trata sólo del número y de cómo me veo, sino que también he aprendido que necesito cuidar mi cuerpo desde adentro hacia afuera por razones de salud. Ahora tengo más energía y me siento absolutamente increíble. Finalmente me siento como la versión de mí misma que siempre imaginé en mi cabeza. Este ha sido un viaje largo y duro y hubo momentos en los que pensé que me iba a dar por vencida. Estoy compartiendo esto no por vanidad, sino porque estoy tan feliz que quiero que la gente sepa que puedes hacer lo que te propongas.[20]

Salem escribió: "No tuve problemas para bajar de peso. Los problemas eran con otras dietas que había probado antes y que no garantizaban un resultado a largo plazo, así que siempre terminaba volviendo a ganar el peso que había perdido. Estaba deprimida por la forma en que me veía, no tenía interés ni energía, mi estado de ánimo era errático. Me enfrentaba a nuevos problemas psicológicos con fobias. Necesitaba una solución; estaba por recurrir a las drogas.

Estaba contenta y feliz de haber encontrado la dieta cetogénica. Tenía muchas dudas y pensaba que era sólo otra dieta de moda. Empecé y estaba sorprendida, no solo por la pérdida de peso, sino por mi estado de ánimo, mis emociones, mi energía. Me sentía tan enérgica y joven como una adolescente. Keto no es una dieta, es una forma de vida. Gracias, Keto, por cómo me has salvado."[21]

Vincent escribió: "Poco antes del verano pasado, mi médico me dijo que tenía que volver a perder peso. En ese momento pesaba 94 kg. Mi enfermedad del hígado había regresado. Había mejorado al perder peso la última

---

[20] ("27 Keto Diet Before-And-After Photos That Will Make Your Jaw Drop" ["27 Fotos de antes y después de la dieta Keto que harán que tu mandíbula se caiga"], s.f.)
[21] (Åkesson & Dr. Andreas Einfeldt, 2018)

vez. Pero después de adelgazar una vez más recuperé el peso perdido y el hígado graso volvió. Mis niveles de hierro estaban fuera de los límites. El médico me dio una tabla resumen de las calorías de los diferentes alimentos. El mensaje que recibí fue que debía reducir la cantidad de calorías que estaba comiendo. Es un buen médico, pero no tiene ni idea de nutrición, obviamente. Como sea, empecé a comer menos otra vez. También aumenté la cantidad de ejercicio que hacía, pasando al menos media hora al día en la bicicleta estática. Instintivamente, eliminé el pan y la pasta de mi dieta y comencé a comer muy poco, alrededor de 1200 calorías por día. A menudo tenía hambre, pero tengo fuerza de voluntad. Usaba la dieta cetogénica para controlar lo que comía. Comencé a ver cambios tremendos, cambios que no habían ocurrido en mucho tiempo. Todo gracias a la dieta keto."

Vivian dijo durante una entrevista: "Aquí hay una anécdota de la que no sé si has oído hablar antes del estilo de vida cetogénico, mis verrugas de muchos años se están cayendo. Literalmente, estoy emocionada. Tengo algunas más que están empezando a cambiar y aparentemente se irán pronto. Sólo he estado haciendo la dieta cetogénica durante unas 7 semanas: He bajado 8 libras fácilmente. Parecía que el peso se derretía a la segunda o tercera semana. Me siento más tranquila y centrada, no tan distraída y con la cabeza nublada. Estoy más tranquila y calmada. Mis cacas son geniales ahora. Eso es importante, señora. Solía tener problemas digestivos y estreñimiento, pero en mi segunda y tercera semana, todo cambió. Mi hinchazón abdominal había desaparecido. Siempre he tenido problemas de azúcar en la sangre desde que era niña y ahora, con la forma en que estoy comiendo, no los tengo. Todavía estoy aprendiendo más a través de este viaje y estoy contenta. Se lo recomiendo a todo el mundo. He tenido gente que me ha preguntado qué estoy haciendo. Estoy más radiante y saludable que nunca. Empecé a hablarles de la dieta Keto. Todo gracias a la dieta keto."[22]

Katie también escribió, "he estado haciendo la dieta keto desde julio de este año:

- Perdí 18 kilos

- 4 pulgadas menos de mi cintura, 4 pulgadas menos de mis caderas

- Bajé tres tallas

- La grasa corporal disminuyó por 3,5 puntos porcentuales

- Puedo correr una milla un minuto más rápido.

- Ya no soy prediabética

- Tengo períodos regulares por primera vez en mi vida

---

[22] ("Casos de éxito", s.f.)

- Ni una sola migraña desde que empecé

- Mi piel parece diez años más joven

- No más problemas con los picos de azúcar en la sangre y los bajones, lo que me ha ayudado mucho a controlar mis depresiones sin necesidad de medicamentos.

- Aumentó mi energía y claridad mental[23]

Christine, que ha pasado por una transformación total, escribió y dijo: "Ni en un millón de años pensé que compartiría mi historia, pero decidí hacerlo con mucho ánimo después de un fin de semana muy emotivo mirando fotos de hace un año.

Esa foto está a un año de distancia de una persona de 49 años de edad muy poco saludable y metabólicamente enferma, transformada en una persona sana y enérgica de 50 años de edad. Estoy completamente impresionada por los cambios.

En octubre de 2016, había estado tratando de dejar el azúcar durante unos meses y había renunciado con éxito a las comidas blancas y dulces. Los postres, las galletas y los alimentos envasados ya no formaban parte de mi dieta, pero estaba resultando en una pérdida de peso muy lenta. Comencé este viaje para perder peso, y para revertir el

---

[23] ("Casos de éxito", s.f.)

síndrome metabólico, el hígado graso, la resistencia a la insulina, y si tenía mucha suerte, la apnea del sueño.

Me quejaba de la lenta pérdida de peso con una amiga y ella me preguntó si estaba familiarizada con el ayuno cetogénico. Nunca había oído hablar de la forma de comer de la dieta Keto. Ese día, el 13 de enero de 2017, llegué a casa y busqué información en Internet. El 13 de enero de 2017 fue el último día que comí papas, pan y pasta. Esos fueron los últimos alimentos altos en carbohidratos que saqué de mi vida y como consecuencia, tuve excelentes resultados con la pérdida de peso. Debido a que ya había dejado el azúcar, tenía poca dificultad o abstinencia. Estoy bastante segura de que entré en el estado de cetosis una semana después de deshacerme de esos carbohidratos ricos en almidón.

Nueve meses practicando el ayuno cetogénico e intermitente, y he bajado más de 80 libras y estoy muy cerca de un peso saludable. También he perdido: dolores de cabeza diarios, migrañas mensuales, acné quístico, quistes ováricos, tardes y noches letárgicas, dolor articular, inflamación y, lo mejor de todo, apnea del sueño. Ya no tengo que usar una máquina de CPAP (una prueba de sueño ha confirmado que mi apnea obstructiva del sueño ha desaparecido). He ganado: una alegría renovada por la vida, más energía de la que sé cómo utilizar, una nueva apreciación por la comida y la cocina real, comprar en tiendas de tamaño normal, ¡mejoró mi autoestima!

Cumplir cincuenta años ha sido lo mejor que me ha pasado en mi vida porque realmente encendió una chispa para cuidar de mi salud personal. Mi mayor desafío fue evitar las papas fritas, pero repitiéndome una pregunta a mí mismo en de cómo afectarían mi insulina, fui capaz de romper esa adicción y no tengo ningún deseo por esos alimentos que obviamente me hacen sentir mal.

Mi mayor arrepentimiento es no haber conocido este estilo de vida antes, pero realmente creo que la mano de Dios estuvo en este viaje conmigo en cada paso del camino haciendo que fuese más fácil adoptar este nuevo estilo de vida para seguirlo al 100%. Estoy muy agradecida por la comida real y la dieta cetogénica; realmente me ha dado el regalo de la vida para disfrutar con mi familia y amigos durante muchos años. ¡Por los próximos 50 años! ¡Gracias a la dieta Keto!"

Hace seis meses, tuve mi visita anual con mi doctora de veinte años. Me dolían las rodillas, y tenía 30 libras (14 kg) de sobrepeso, confirmado por mi IMC. Mi colesterol era de 282 mg/dl, mi colesterol "malo" estaba alto, mi colesterol "bueno" y los triglicéridos podrían haber sido mejores, pero mi VLDL calculado estaba bien.[24]

Beatrice, mi médico, dijo: "Debido al dolor de rodilla, mi doctor añadió "osteoartritis" a mi lista de problemas. Para el colesterol elevado, me recomendó ejercicio y una dieta baja en grasa, un tropo que me ha cantado durante dos

---

[24] (Åkesson & Dr. Andreas Einfeldt, 2019)

décadas.

"Bien", pensé. "Pero mi dolor de rodilla es el problema que más me molesta. No sólo limita mi capacidad para hacer ejercicio, sino que también limita mis actividades diarias. Y tú, sabiendo por mi informe que no estoy listo para un reemplazo de rodilla, me has dicho esencialmente que "viva con ello".

Me pareció que mi esfuerzo principal para lidiar con el dolor de rodilla debía enfocarse en la pérdida de peso. Aproximadamente una semana después de ver a mi médico, me encontré con www.dietdoctor.com. Leí los estudios científicos sobre dietas bajas en carbohidratos y altas en grasa en www.dietdoctor.com y en revistas médicas. Le envié un correo electrónico a mi médico y le reiteré que lo que más me preocupaba era mi movilidad limitada debido al dolor de rodilla. Le conté mi plan: "Voy a probar una dieta cetogénica durante seis meses y volveré a revisar mis lípidos en ese momento. Si pierdo peso y mis rodillas dejan de dolerme, pero mis lípidos empeoran, tomaré una decisión". Su respuesta: "Bueno, ese es un enfoque interesante."

Seis meses haciendo una dieta baja en carbohidratos y alta en grasas, que probablemente no llega a ser cetogénica la mayor parte del tiempo, y he perdido 28 libras (13 kg). Mi IMC es normal. Perdí 6" (15 cm) alrededor de mi cintura, y he bajado cuatro tallas de pantalones. Lo más importante es que mi dolor de rodilla está mucho, mucho mejor. Revisé mis lípidos en una evaluación gratuita ofrecida por una farmacia local: Mi colesterol total, los triglicéridos y el colesterol "malo", todos habían DISMINUIDO en relación a hace seis meses. Mi colesterol "bueno" había AUMENTADO. Me siento muy bien y me siento totalmente reivindicado en mi "interesante enfoque".

Para mí, una dieta baja en carbohidratos y alta en grasas ha sido fácil de seguir. Sabía que no podía dedicarme a registrar carbohidratos después de décadas de mantener un registro meticuloso de los alimentos que implican las dietas basadas en contar calorías.

Me gusta el café, no me da acidez ni palpitaciones, y tengo el tiempo libre para dormir hasta tarde y beber varias tazas por la mañana. Así que, en lugar de desayunar, disfruto de dos o tres tazas de café con crema espesa por la mañana mientras reviso mi correo electrónico, las redes sociales, planeo mi día, hago mis tareas domésticas, etc. A las 10 u 11, tengo hambre suficiente para comer, así que como un "brunch" de tocino y huevos o salmón o jamón ahumado, y queso mozzarella fresco con aguacate y tal vez un poco de tomate en rodajas. Para entonces estoy cansado del café, así que de tomar, bebo agua (regular o con gas) o un vaso de leche de coco sin azúcar. No tengo hambre hasta la cena, que preparo con una de las recetas de www.dietdoctor.com o preparando una adaptación baja en carbohidratos de una de las recetas favoritas de la familia.

Cenar fuera es relativamente sencillo: Como carne o pescado a la parrilla y vegetales dobles en lugar del almidón ofrecido. Si la única opción son las hamburguesas, pido una sin el panecillo o quito el panecillo cuando me sirven la hamburguesa. Al principio, tenía que pedirle al servidor que me quitara el pan de mesa; ahora puedo ignorarlo. También trato comer un bocadillo sin carbohidratos antes de salir a cenar para que el pan de mesa sea menos tentador. Nunca he comido mucho por la noche, pero disfruto de una o dos copas de vino blanco por la noche. Últimamente, sin embargo, ya no lo disfruto tanto (he descubierto que siento sus efectos adversos mucho más ahora, y más rápidamente) y lo omito a favor del agua con gas o del ponche de huevo casero (huevos pasteurizados, crema espesa, agua y nada de azúcar o edulcorante artificial).

Mi dilema actual es qué hacer ahora que he alcanzado mis metas de pérdida de peso y disminución del dolor de rodilla. Me preocupa que si me vuelvo un poco liberal con mis carbohidratos, me arriesgo a descarrilar un estilo de vida bajo en carbohidratos y alto en grasas que he logrado mantener. Por ahora, planeo continuar comiendo como lo he hecho durante los últimos seis meses y reconsideraré si mi peso se vuelve demasiado bajo. Eso, sin duda, sería un problema que sería un placer de resolver".[25]

Rachael escribió: "Hola, esta es mi historia, es larga, pero

---

[25] (Åkesson & Dr. Andreas Einfeldt, 2019)

oye, tengo 62 años. Estoy escribiendo esta historia para mí misma, para poder rendirme cuentas a mí misma.

Ni siquiera puedo empezar a decirte cuántas dietas he estado haciendo desde la escuela primaria.

Yo era una niña muy enferma hasta que tenía 5 años cuando me sacaron las amígdalas. Mis padres me dan batidos y helados la mayor parte del tiempo. Pues, déjame decirte, una vez que mejoré, me dieron todo lo que me había perdido. Mis padres eran obesos, y para colmo, somos judíos, ya sabes lo que eso significa. Tenía la típica abuela judía que quiere que comas todo el tiempo o cree que te morirás de hambre. Me convertí en la niña gorda de la familia.

Mis padres se divorciaron cuando yo tenía 3 años, mi mamá era joven y nos alimentó con lo que podía pagar, que eran papas, arroz y pasta. ¿Necesito decir más? Mi mamá perdió su peso y no quería que yo hiciera lo que ella hacía cuando era niña. Desde joven, empecé a hacer dietas yo-yo.

Mis hermanas no tenían problemas de peso, así que siempre teníamos comida chatarra en nuestra casa (comía a escondidas). Mi mamá me llevaba a los médicos y siempre me ponían a dieta. Siempre volvía a subir de peso. Para cuando estaba en la escuela secundaria, probablemente tenía 50 libras (23 kg) de sobrepeso.

Lo creas o no, cuando tenía 21 años había un artículo en

la revista Cosmopolitan llamado "Fasting the Ultimate Diet" ["El ayuno, la dieta definitiva"] y, por supuesto, tenía que probarla. Ayuné durante 42 días mientras era cocinera en un camión de comida rápida (la primera de la cadena de montaje, hace 43 años), y fumaba dos paquetes de Frankfurt al día. Perdí alrededor de 50 libras (23 kg) y luego quedé embarazada de mi primer hijo. Así que, tuve que empezar a comer y dejar de fumar lo antes posible. Bueno, puedes imaginarte el resultado de eso. Gané todo el peso que perdí de nuevo, más 35 libras (16 kg) extras. Mi excusa era que comía por dos, pero cuando nació mi hijo, sólo perdí diez libras (5 kg). Nunca bajé de peso y volví a quedar embarazada de mi segundo hijo. Subí 50 libras (23 kg) más con él. Así que, entre los dos, ¡aumenté 130 libras (59 kg)!

Cuando mi segundo hijo tenía 10 meses de edad, estaba esperando entrar en un programa del hospital, llamado Medifast. Era una dieta líquida que controlaban una vez a la semana con análisis de sangre y clases semanales sobre alimentación y nutrición. Fui a las pruebas iniciales, pero me sentí mal del estómago durante todo el tiempo. Cuando llegué a casa, me sentía muy mal con dolores punzantes en el estómago. Terminé yendo al hospital y me quedé para un montón de pruebas. Me hicieron una cirugía exploratoria y descubrieron que tenía pancreatitis. Todo mi sistema estaba envenenado, y el doctor me dijo que si no hubiera ido al hospital cuando lo hice, probablemente habría muerto. Estuve allí durante tres semanas. Por primera vez en mi vida, no querían que perdiera peso y me dijeron que dejara que mi cuerpo sanara durante 6 meses. Mi peso en el hospital era de 134 kg (297 libras).

Esperé seis meses y luego comencé el programa Medifast en el hospital. Perdí 98 libras (44 kg) en cuatro meses (ni un solo bocado de comida, únicamente batidos.) Luego comí algo de pollo BBQ y la dieta se acabó para mí. Nunca pude volver al ayuno.

Luego mi hermana se casó y yo fui su dama de honor. Usé un vestido precioso, y todo el mundo pensaba que me veía preciosa. Ocho meses después, mi hermana murió de una sobredosis de drogas. Estaba tan destrozada y enfadada que todo lo que hice fue comer. Volví a ganar todo mi peso, e incluso un poco más.

Durante los siguientes nueve años, hice muchas dietas y perdía peso sólo para volver a aumentarlo. En 1991 terminé en el hospital con una hernia discal en el cuello. Tuve que hacerme una cirugía de emergencia cinco días antes de Navidad. Debido a que habían esperado tanto tiempo para operarme, mi lado izquierdo se estaba adormeciendo hasta la rodilla.

Luego, en 1992, me divorcié y perdí 75 libras (34 kg) y me mudé a Las Vegas para empezar de nuevo, y para estar con toda mi familia. Mis hijos tenían 14 y 16 años y eran difíciles. Como madre soltera y manicurista de tiempo completo, mi vida estaba muy ocupada, y me las arreglé para bajar a 175 libras (79 kg) y me sentí muy bien conmigo misma.

Todavía tenía sobrepeso, pero sentía que podía vivir con este peso y ser feliz. Viví en Las Vegas durante un año antes de conocer a mi actual marido. Cuando nos separamos por un tiempo, perdí otras 30 libras (14 kg). Por supuesto, eso me estaba matando de hambre otra vez. Lo cual es la razón por la que volvemos a ganar peso. No podía seguir comiendo así para siempre porque tenía hambre todo el tiempo. Soy técnico de uñas, tenía una clientela completa y no tenía tiempo para comer regularmente. Siempre teníamos una tonelada de bocadillos en el salón de belleza, así que merendaba todo el día.

Me casé y nos mudamos de nuevo al sur de California y no pude revalidar mi licencia de técnico de uñas. Me la pasaba en casa todo el día sin nada que hacer y comía por aburrimiento. En esos tres años de vivir allí, gané peso y luego lo perdí, sólo para volver a ganarlo. Nunca superé las 198 libras (90 kg). Ahí es donde siempre empezaba a hacer dieta; porque me prometí que nunca volvería a pesar más de 200 libras (91 kg).

En 2002 nos mudamos a Oregon donde mi esposo se jubiló y quería tener una pequeña granja. Yo, por otro lado, decidí obtener mi licencia de uñas y volver a trabajar. Soy una chica de ciudad que ama a la gente y quería conocer gente en mi nueva ciudad. Pensaba que la mejor manera de conocer gente cuando no tienes hijos pequeños es yendo a trabajar. Me encanta hacer manicure.

Luego, en 2003, tuve otra cirugía mayor de espalda, en la parte baja de mi espalda. Así que traté de perder peso después de eso porque mi médico me dijo que tenía la espalda de una mujer de 80 años. Así que hice otra dieta para aliviar un poco mi espalda. Pero, cuando trabajas en un salón de belleza, siempre hay dulces y la gente trae muchos productos horneados. Lo adivinaste... Me los comía. Así que durante 12 años, el peso subió y bajó casi cada dos años. He probado dietas tan locas que ahora ni siquiera puedo creerlo.

Luego, en 2014, bajé a 155 libras (70 kilos), pero mi espalda estaba tan mal que tenía espasmos todo el tiempo. Estaba inclinada sobre mi lado derecho porque tenía escoliosis severa. Tuve otra cirugía de espalda en septiembre de 2014. Toda mi espalda está ahora fusionada con tornillos y varillas. Decidí retirarme, excepto por unos pocos clientes que veo fuera de mi casa. Bueno, a los dos años de estar en casa ya había recuperado 197 libras (89 kg) y tenía una cita con el médico en diciembre de 2016. Mi médico me dijo que era prediabética, lo que no me sorprendió. Todos los miembros de la familia de mi papá tenían diabetes o murieron por complicaciones de la diabetes. Mi madre tuvo hipoglucemia la mayor parte de su vida. Me habían hecho pruebas de diabetes desde que estaba en la escuela primaria.

Le dije a mi médico que simplemente no tenía más fuerza de voluntad, así que me habló de la dieta cetogénica. En el último mes de 2016, leí todo lo que pude sobre esta forma de comer.

Estaba lista para empezar el 3 de enero de 2017. No fue fácil el primer mes, pero nunca (ni siquiera hasta hoy) he comido nada que no estuviera en el plan. Trato de simplificar las cosas. Perdí 14 libras (6 kg) el primer mes, y luego dejé de perder peso por 2 meses. No me desanimé porque había abusado de mi cuerpo durante tantos años que pensé que me estaba adaptando a esta forma de comer. Volví al doctor seis meses después de que empecé, y ella estaba muy feliz conmigo. Mi nivel de azúcar en la sangre había bajado a 75 mg/dl (4.2 mmol/L) y había perdido alrededor de 40 libras (18 kg). Bajé 62 libras (28 kg) y he llegado a mi peso objetivo de 135 libras (61 kg). He encontrado una nueva manera de amar y honrar mi cuerpo a través de la dieta cetogénica y comeré de esta manera por el resto de mi vida".[26]

Abigail escribió: "Anoche recibí estas fotos de antes y después de una amiga que apenas podía creer los cambios que he tenido en exactamente un año. Comencé mi viaje en febrero de 2017 y no tomé ninguna foto de "antes" porque no soportaba verme en el espejo, pero también porque no creía que aguantaría el tiempo suficiente para tomar una foto de "después" significativa.

---

[26] (Åkesson & Dr. Andreas Einfeldt, 2019)

No tenía ninguna motivación, ninguna dedicación, y estaba muy cerca de conformarme con tener sobrepeso y ser infeliz.

Cumplí 39 años en febrero de 2017 y tenía el mayor sobrepeso que había tenido nunca. Estaba muy deprimida, cansada, sufría de ataques de ansiedad de pánico, y estaba viviendo mi vida en piloto automático simplemente haciendo los movimientos. Tenía que comprar ropa más grande y cuando no estaba trabajando me la pasaba durmiendo todo el tiempo. No tenía ninguna motivación, ninguna dedicación, y estaba muy cerca de conformarme con tener sobrepeso y ser infeliz. Tenía dolor crónico en la cadera y en la parte baja de la espalda que me llevaba al consultorio del quiropráctico por lo menos una vez al mes. Tenía unos ciclos menstruales terribles que me provocaron una anemia extrema y tuve que empezar a tomar una mega dosis de hierro todos los días.

Llamar a la puerta de los 40 años encendió una pequeña chispa en mí. Para mi cumpleaños 39, me inscribí en el gimnasio que mi mejor amigo había comprado el mes anterior y empecé una búsqueda ciega para ponerme en forma. No tenía un plan, ni una meta, pero pensé que si empezaba a trabajar hasta el punto del dolor todos los días, mágicamente me convertiría en una persona más saludable. Estaba tan equivocada. Decidí que iba a ser corredora y alternar el ejercicio cardiovascular con el levantamiento de pesas. Un mes después de estar dedicada al gimnasio todos los días, tenía calambres en las espinillas que eran tan severos que el dolor me enfermaba físicamente. Tenía un dolor tan extremo en mi hombro izquierdo debido a una forma de levantamiento inadecuada y a que levanté demasiado peso que apenas podía dormir. Todo este trabajo duro, sin cambios en mi dieta y sin haber perdido una libra en un mes. Estaba tan desanimada. Pasé de correr en la cinta de correr a usar la elíptica y empecé a hacer ejercicio con mi mejor amigo, que también es entrenador. Cambiar mi rutina de cardio y aprender técnicas apropiadas de levantamiento de pesas definitivamente me ayudó, y perdí cerca de cinco libras (2.5 kg).

Dejé el azúcar el mismo día que empecé el estilo de vida keto.

Luego en octubre de 2017, mi mejor amiga había estado viviendo en cetosis durante dos años y me dio un poco de información para que leyera después de que expresara mi frustración por mi incapacidad para perder peso. El domingo 8 de octubre de 2017 fue el primer día de mi prueba de dos semanas con el plan de alimentación de la dieta cetogénica. Fue entonces cuando el juego cambió por completo y empecé a recuperar mi vida. Había perdido siete libras (3 kg) al final de la primera semana y seis libras (2,5 kg) al final de la segunda semana. ¡Estaba totalmente motivada y entusiasmada por más! ¡Me encantó la comida que estaba preparando y no extrañé el azúcar! Dejé de consumir azúcar de golpe el día que empecé el estilo de vida keto.

Sólo había un problema: No tenía resistencia para el cardio y no podía hacer más de diez minutos en la elíptica. No podía levantar peso y sentí que había perdido toda mi fuerza. No podía levantar pesas las primeras tres semanas en keto. ¡No podía entender lo que estaba pasando! Dormía mejor por la noche, tenía la cabeza mucho más clara y era mucho más eficiente en el trabajo, pero no podía seguir el ritmo en el gimnasio. Leí sobre la gripe de la dieta keto y los cambios que se pueden sentir durante la transición del combustible de carbohidratos al combustible de grasas, y juré que seguiría con la dieta, asegurándome de beber MUCHA agua y de consumir mucha sal mineral. Abandoné mi rutina de cardio y pesas y empecé a tomar clases de yoga dos veces por semana y me enamoré completamente del yoga. ¡Sorprendentemente, seguí perdiendo un par de libras a la semana SIN todo ese tiempo en el gimnasio! En noviembre de 2017 añadí un poco de cardio y pesas y, ¡mi resistencia había vuelto! No sólo estaba de vuelta, sino que tenía aún más que antes. Había superado esa joroba y me sentía increíble.

Me siento mejor de lo que JAMÁS me he sentido en mi vida.

Con la ayuda de mi amiga y su gimnasio comencé mi certificación de instructora de yoga en diciembre de 2017 y fui certificada para enseñar en marzo de 2018. Ahora, el yoga es el único ejercicio que hago regularmente además de pasear a mis perros diariamente. No he levantado pesas, ni he estado esos insoportables 30-45 minutos en la elíptica desde diciembre. He perdido un total de TREINTA LIBRAS (14 kg) desde el 8 de octubre de 2017. Peso lo que pesaba a los 19 años y cumplí 40 hace cuatro meses. Sin embargo, la pérdida de peso no es mi mayor logro con la dieta keto. Mis trofeos son que no he tenido que ver al quiropráctico desde octubre de 2017. ¡Tengo CERO dolor en la cadera o en la parte baja de la espalda! Ya no tengo anemia y ya no tomo esas desagradables pastillas de hierro. No he tenido ni un solo ataque de pánico y aparte de algún ocasional día difícil que todos tenemos a veces, ¡no tengo sentimientos de depresión! Ya no duermo la siesta porque no necesito la misma cantidad de sueño que solía necesitar. Me siento mejor de lo que me he sentido en mi vida. Cada día se siente esperanzado y lleno de promesas. Muchas gracias, dieta keto".[27]

Carmella escribió: "Qué año tan asombroso ha sido para mí. Mi nieta pequeña (una gemela idéntica) sobrevivió a una cirugía a corazón abierto como toda una guerrera. ¡Fue un milagro para nosotros!

Luego vino la revelación de que necesitaba hacer algo con respecto a mi peso. Aunque no me diagnosticaron ninguna afección médica, no me sentía muy bien. Estos

---

[27] (Åkesson & Dr. Andreas Einfeldt, 2019)

pensamientos estaban en mi mente todos los días... 'Hoy es el día en que me sentiré bien y no comeré nada que engorde'. Pero el día continuaba, e inevitablemente perdía mi fuerza de voluntad y me comía todo lo que veía... Ughhhh.

Había estado en varios programas de dieta a lo largo de mis 57 años, y aunque puede que haya perdido algo de peso, siempre fue una lucha.... y siempre lo llamaba una "dieta". No podía mantener el peso. Un colega mencionó que el Dr. Douglas Bishop & Associates en mi ciudad, Ottawa, Canadá, le había ayudado a perder peso y pensó que debía ir a verlos. A principios de febrero de 2017, reservé mi primera cita para reunirme con el Dr. Bishop y, después de una exploración corporal y una evaluación por parte del Dr. Bishop, me sugirió que probáramos el LCHF. Me dijo que a muchos de sus pacientes les iba muy bien con este programa.

Recuerdo haberme sentado con Maureen, una enfermera, y mi consejera de control de peso, para repasar el programa. Bueno, ella me hizo creer que podría hacer esto, así que, ¡decidí intentarlo! Hubo videos fantásticos que me ayudaron a dominar las etapas de LCHF y de la dieta keto.

Las primeras dos semanas no les gustaron mucho a mi estómago, pero lo superé. No tenía idea de la cantidad de azúcar y alimentos relacionados con el azúcar que había estado comiendo anteriormente. En el momento en que mi cuerpo empezó a quemar grasa, yo estaba en una racha, ¡y seguí perdiendo mucho peso!

Hubo muy pocas semanas en las que no perdí peso, pero perseveré y la grasa siguió disminuyendo. Sacaba ropa de mi armario todos los días que ya no me quedaba bien. Definitivamente necesitaría un nuevo guardarropa... ¡¡Sí!!

Nunca he mencionado la fuerza de voluntad desde entonces porque no pienso en la comida de la misma manera ahora. Me he movido más hacia la dieta keto a medida que el año ha progresado y realmente sigo ese viejo dicho.... Como para vivir, no vivo para comer. Vi algunos videos sobre ayuno intermitente y ahora ayuno de forma regular, incluso probando ayunos de 24 horas al menos una vez a la semana. Nunca antes hubiera podido considerar el ayuno, pero ahora parece que va de la mano con la forma en que estoy comiendo y viviendo. Encontré que el yoga es una manera fantástica de remodelar mi cuerpo mientras sigo perdiendo grasa.

En el último año he perdido 50 libras (23 kg), y estoy cerca de mi peso deseado, pero más que eso, estoy más cerca de ser como siempre me vi a mí misma. Tengo más energía, me siento mejor sobre cómo me veo con ropa y, en resumen, me siento fantástica. Mi esposo Greg ha sido muy comprensivo y come LCHF la mayor parte del tiempo. Mis compañeros de trabajo, amigos y familiares siempre me hacen preguntas sobre cómo lo he hecho. Es simple, vaya al sitio Diet Doctor.com y usted también puede ver cómo se puede hacer, y encuentre un médico en su área que también apoye el estilo de vida LCHF y la dieta keto. Contar con este apoyo hace posible el éxito. Sólo en mi oficina, tengo 7 colegas que actualmente están haciendo una variedad de planes de alimentación de la dieta LCHF/keto. Compartimos recetas e ideas sobre cómo podemos convertir los alimentos regulares en keto.

De qué manera como

Tengo 57 años, soy gerente de banco y vivo en Ottawa, Canadá. Ayuno intermitentemente la mayoría de los días y como entre el mediodía y las 8 de la noche. Aproximadamente una vez a la semana, hago un ayuno de 24 horas y tomo café negro, caldo y agua para mantenerme durante todo el día. Esto se está volviendo más fácil a medida que lo hago más a menudo, especialmente si estoy ocupada en el trabajo. El tiempo pasa y ni siquiera me doy cuenta de que no he comido.

Un par de veces a la semana desayuno y eso sería un desayuno típico de tocino y huevo. El almuerzo es a menudo una ensalada César de pollo que cenamos la noche anterior. Como me encanta ir al yoga después de trabajar en el banco todo el día y tener mi carne y verduras listas para cocinar, hace que sea mucho más fácil asegurarme de mantenerme en el camino correcto. Además, trato de asegurarme de tener algunos fiambres como carne asada, pollo o aceitunas precocidas y queso, para hacer una cena rápida si no tengo tiempo para cocinar.

Si salgo a cenar, a menudo pido una hamburguesa deconstruida con tocino y queso, sin pan y una ensalada aparte o una ensalada César de pollo sin croutons. No horneo regularmente postres 'keto', pero si siento que necesito algo dulce, tomaré un poco de queso crema con algunas bayas y crema batida. ¡Siento como si estuviera comiendo pastel de queso sin sentirme culpable!

Me parece que enfocarme en lo básico, es decir, en la comida de verdad es muy fácil para mí".[28]

Los testimonios anteriores han demostrado la eficacia de la dieta cetogénica. Aunque la dieta cetogénica se desarrolló originalmente para tratar la epilepsia, a lo largo de los años ha demostrado su versatilidad y su capacidad para evolucionar y tratar otros trastornos y problemas de salud, especialmente relacionados con la pérdida de peso y el mantenimiento del cuerpo sano y en forma, tanto mental como físicamente.

---

[28] (Åkesson & Dr. Andreas Einfeldt, 2019)

Capítulo cuatro: Por qué funciona la dieta cetogénica

Muchas personas han enfatizado la eficacia de la dieta cetogénica y cómo funciona de maravilla, pero la cuestión principal que se plantea es cómo y por qué funciona la dieta cetogénica.

Explicaré el secreto detrás de la dieta cetogénica. Como se ha mencionado anteriormente en las secciones anteriores, la dieta cetogénica funciona a través del proceso de estar en un estado llamado cetosis.

¿Cómo se puede llegar a este estado? Alcanzar el estado de cetosis significa que hay una ausencia de azúcar en sangre en el cuerpo, que es la glucosa. Pero, ¿cómo puede haber una ausencia de azúcar en la sangre si se considera que es el combustible del cuerpo? ¿Puede el cuerpo vivir sin la presencia de glucosa? Sí, y sí, el cuerpo funciona bien sin la presencia de glucosa. La glucosa se obtiene después de descomponer la ingesta de carbohidratos en el cuerpo.

Esta ingesta de carbohidratos se almacena en el cuerpo. Debido a que el cuerpo definitivamente no puede utilizar toda esa ingesta. Usted podría estar preguntándose a sí mismo, ¿cómo gané peso? No he consumido chatarra como chocolates, dulces, helados, y sin embargo, estoy ganando peso. Tengo una respuesta a sus preguntas.

Tal vez se esté preguntando, después de todo, cómo

funciona realmente la dieta cetogénica y cómo puedo estar seguro de que solucionará sus problemas.

La dieta cetogénica es un plan alimenticio que consiste en muy bajos carbohidratos, mínima proteína y muy alto contenido de grasas.

Después de empezar esta dieta, el cuerpo se quedaría corto de glucosa, también conocida como azúcar en la sangre, que se obtiene de los carbohidratos. En este momento, no hay nada con qué "*alimentar*" el cuerpo. La grasa que usted consume y la que almacenó previamente, cuando se descomponga, producirá ácidos grasos y cetonas.

Estas cetonas se transfieren por todo el cuerpo y luego se transportan al cerebro. Asumen el trabajo de la glucosa sin problemas. Cuando llega a cierto punto en este proceso, el suministro de combustible del cuerpo se encuentra únicamente en las cetonas. Este estado se conoce como cetosis.

La cetosis es conocida por su eficacia en la reducción de peso y la resolución de otros trastornos. Durante su inicio, la dieta cetogénica era y sigue siendo conocida por su eficacia en el tratamiento de la epilepsia.

En este momento, no hay nada con qué "*alimentar*" el cuerpo. La grasa que usted consume y la que almacenó previamente, cuando se descomponga, producirá ácidos grasos y cetonas.

Estas cetonas se transfieren por todo el cuerpo y luego se transportan al cerebro. Asumen el trabajo de la glucosa sin problemas. Cuando llega a cierto punto en este proceso, el suministro de combustible del cuerpo se encuentra únicamente en las cetonas. Este estado se conoce como cetosis.

La cetosis es conocida por su eficacia en la reducción de peso y la resolución de otros trastornos. Durante su inicio, la dieta cetogénica era y sigue siendo conocida por su eficacia en el tratamiento de la epilepsia.

Conceptos erróneos e ideas incorrectas sobre la dieta cetogénica

La dieta cetogénica es ampliamente aceptada por todos y esto se debe a su efectividad. Esto ha hecho que mucha gente cuestione su bondad y por lo tanto se han desarrollado muchos conceptos erróneos a partir de ella.

Algunos de estos conceptos erróneos provienen de la ignorancia de la gente, de sus miedos y también del hecho de que la dieta keto puede hacer lo aparentemente imposible, lo que hace que sea tan difícil para ellos de creer. A continuación se presentan algunos conceptos erróneos que la gente tiene con respecto a la dieta cetogénica:

PUEDES CONSUMIR TODA LA GRASA QUE QUIERAS

Estar en una dieta keto no le da rienda suelta para comer

tanta grasa como usted desee, sólo para obtener la grasa necesaria. Aunque alrededor del 75% de su comida en una dieta keto debe ser grasa, eso no significa que usted puede comer tantas grasas saturadas como desee.

Las grasas insaturadas son en realidad la opción preferida y recomendada por dietistas y profesionales de la salud; también han sido validadas por estudios e investigaciones. ES REALMENTE PELIGROSA

Ha habido muchas especulaciones de que la dieta cetogénica es muy peligrosa. Esto puede sucederle a las personas que no siguen la dieta cetogénica con sensatez y consciencia.

Se ha dicho que causa una deficiencia de minerales, un alto aumento en el nivel de colesterol y así sucesivamente. También se ha dicho que causa enfermedades cardíacas. Todo esto puede ser perfectamente evitable si usted conoce sus macros y micronutrientes y cumple con ellos diariamente, y también se asegura de mantenerse hidratado, y así todas estas desventajas pueden ser totalmente evitadas y desarmadas.

LA CETOSIS Y LA CETOACIDOSIS SON TOTALMENTE IGUALES

La creencia de que la cetosis y la cetoacidosis son lo mismo ha estado vagando por todas partes, pero las dos son totalmente diferentes. "La cetosis es el proceso metabólico de utilizar la grasa como fuente primaria de energía en lugar de los carbohidratos. Esto significa que su cuerpo está descomponiendo directamente sus reservas de grasa como energía en lugar de convertir lentamente la grasa y las células musculares en glucosa para obtener energía".[29]

Eso es de acuerdo a 'Perfect Keto'. La cetoacidosis, por otro lado, se puede observar en pacientes diabéticos que siguen la dieta cetogénica. La cetoacidosis es una "afección que resulta de niveles peligrosamente altos de cetonas y azúcar en sangre", según Healthline. Esto hace que la sangre se vuelva demasiado ácida y afecta el funcionamiento de los órganos.

LA DIETA CETOGÉNICA ES UNA DIETA ALTA EN PROTEÍNAS

La dieta cetogénica no es una dieta alta en proteínas. Una dieta cetogénica debe consistir de 75% de grasa, 20% de proteína y 5% de carbohidratos. Si fuera una dieta alta en proteínas, tendría un porcentaje de proteínas de entre 30-35%.

EL AYUNO ES UN REQUISITO PARA LA DIETA KETO

Me gustaría hacer hincapié en esto. El ayuno no es un requisito para la dieta cetogénica. No se recomienda añadir el ayuno a su dieta hasta que ya esté acostumbrado al sistema.

---

[29] ("Ketosis Explained: What It Is, How to Achieve It (And Why You Want To)" ["La cetosis explicada: qué es, cómo lograrla (y por qué querrá hacerlo)"], s.f.)

Sin embargo, el ayuno intermitente junto con la dieta cetogénica tiene sus propios beneficios. Aumenta la desintoxicación, la pérdida de peso y también ayuda a reducir los antojos y el hambre. Debe ser recalcado que usted no debe participar en ayunos intermitentes junto con su dieta keto a menos que haya dominado la dieta por medio de la reducción de su ingesta de carbohidratos.

LA DIETA KETO ES RESISTENCIA AL ALCOHOL

Practicar la dieta cetogénica no significa realmente que el alcohol debe ser totalmente evitado. Aunque la mayoría de los vinos y alcoholes son fuentes altas de carbohidratos, algunos alcoholes son muy bajos en carbohidratos y amigables con la dieta keto, como la ginebra, el vodka, etc.

El alcohol no debe ser totalmente eliminado, pero todo lo que se requiere es que sea consciente de lo que elije y que tenga cuidado con la forma en que bebe mientras hace la dieta keto. Es importante que tenga en cuenta que su tolerancia al alcohol será más baja mientras esté en una dieta cetogénica.

LA DIETA CETOGÉNICA SÓLO ES BUENA PARA PERDER PESO

Este es uno de los mitos y conceptos erróneos persistentes de la dieta cetogénica. Esta creencia connota que la dieta cetogénica es única y exclusivamente beneficiosa para las personas que participan en ella con el propósito de perder peso. No se confunda, no dije que la dieta cetogénica no sea útil para la pérdida de peso; es una gran y muy efectiva herramienta para la reducción de peso, pero puede hacer mucho más.

Los estudios han demostrado que la dieta cetogénica promueve la pérdida de peso y también ayuda a contrarrestar muchos vicios que aumentan el riesgo de enfermedad cardíaca y algunos síntomas metabólicos. No sólo esto, sino que también ha demostrado:

- Es probable que aumente la esperanza de vida

- Reducir los antojos de comidas y azúcar

- Aumentar los niveles de energía

- Aumentar la salud mitocondrial

- Aliviar las afecciones inflamatorias de la piel

- Reducir la probabilidad de tener varias enfermedades crónicas como la diabetes, la fatiga crónica, el cáncer, la neurodegeneración.

- Reduce la inflamación del organismo

EL CEREBRO NECESITA AZÚCAR PARA FUNCIONAR

Esta idea errónea es realmente común en medio de un gran porcentaje de la población mundial. La creencia de que el cerebro necesita azúcar para funcionar eficazmente.

Por lo tanto, la glucosa se conoce como el combustible del cuerpo. El razonamiento ilógico detrás de esto es que la glucosa se obtiene de los carbohidratos que ingerimos y la dieta cetogénica promueve una reducción drástica en la ingesta de carbohidratos, así que si la ingesta de carbohidratos, que es la fuente de la glucosa, se reduce en gran medida, el cuerpo y el cerebro no funcionarán adecuada y eficazmente.

La ignorancia en esto es que el aumento y la disminución de las grasas y los carbohidratos respectivamente son muy beneficiosos para el cuerpo, y las grasas, cuando se descomponen, producen cuerpos cetónicos que efectivamente reemplazan a la glucosa en la alimentación y funcionalidad efectiva del cerebro.

Lleva a cabo el trabajo de la glucosa subvencionada y aporta ventajas añadidas como la mejora de la agudeza mental y la cognición. Los estudios han demostrado que la dieta cetogénica tiene enormes beneficios en la reducción de los síntomas en los pacientes de Alzheimer, y esto se consigue cuando el cerebro trabaja con cetonas en lugar de glucosa.

Arriba hay varios ejemplos de conceptos erróneos con respecto a la dieta cetogénica. Lo anterior es un hecho en contra de esos conceptos erróneos.

Si tiene alguna otra pregunta sobre la dieta cetogénica o si tiene conceptos que parecen confusos o poco claros, debe consultar a un dietista o a un profesional de la salud.

Esto nos lleva al final del capítulo, a la luz de los segmentos anteriores; el significado de la dieta cetogénica ha sido debidamente explicado.

También se ha explicado la historia y el desarrollo de la dieta cetogénica.

Usted ha aprendido que la dieta cetogénica se inventó originalmente para el tratamiento de la epilepsia y las convulsiones en niños pequeños, pero en el camino, se descubrió que hace mucho más que servir como tratamiento de la epilepsia.

También se ha explicado el proceso detrás de la dieta cetogénica. ¿Cómo funciona, qué se necesita para que esto suceda? También hemos hecho hincapié en los diversos conceptos erróneos de las personas con respecto a la dieta cetogénica, como la creencia de que se puede comer tanta grasa como se desee, y la idea errónea de que la dieta cetogénica es muy peligrosa. Todo esto ha sido refutado y bien explicado.

Capítulo Cinco: Por qué debe hacer una dieta cetogénica y ayuno intermitente para la pérdida de peso

He recibido muchas preguntas sobre el uso de la dieta cetogénica. Mucha gente se pregunta, ¿por qué debería seguir esta dieta cetogénica? ¿De qué manera es mejor que otros programas de pérdida de peso? ¿Por qué debo ayunar para perder peso? ¿Es lógico hacerlo? ¿Cómo funciona? ¿Es realmente efectivo?

Tom es un hombre de 61 años que pesa 87 kg. Cuando tenía 59 años, era un hombre obeso con presión arterial alta, colesterol alto y así sucesivamente. Sus médicos estaban encantados de que redujera drásticamente su peso y no sólo eso, sino que hubo un cambio significativo en su vida.

La gente se preguntaba qué le dio ese impulso, ¿fue porque un amigo suyo había muerto recientemente? ¿O fue porque se acercaba una reunión? Todo esto era cierto, pero no eran la razón.

Tom tiene una hija llamada Alina; tiene 28 años. Estaba trabajando con éxito como contadora. Era feliz y exitosa. Alina tenía dolores de cabeza ocasionales, pero los médicos no le prestaban atención. En septiembre de 2016, fue llevada rápidamente a la sala de emergencias.

Los médicos encontraron un tumor masivo en su cerebro. Tuvo dos cirugías para extirpar el tumor. La noticia era que sufría de glioblastoma. Es un cáncer cerebral agresivo de rápido crecimiento. El promedio de supervivencia para esa condición es de 12 meses.

Después de la cirugía, decidieron unirse a un estudio de dieta cetogénica. Era algo inesperado, ¿verdad? ¿Quién prescribe eso para un tratamiento contra el cáncer?

Pero esta no fue una decisión al azar; descubrieron a través de la investigación que la dieta cetogénica trata el cáncer. Ahora, podrían haber pasado por cualquier otra terapia y tratamiento. Tom, que era obeso, podría haber hecho muchas otras cosas, pero ¿por qué la dieta cetogénica? Tom se unió a Alina como su entrenador y chef.

La dieta cetogénica no cura completamente el cáncer, pero la dieta ha demostrado ser prometedora para algunos tipos de cáncer, especialmente la GBM. ¿Cómo es esto posible? En un nivel simplista, el cáncer come glucosa y necesita 20 veces más glucosa en comparación con otras células. Las células cancerosas no pueden hacer la transición al uso de cetonas, especialmente en el cerebro, haciéndolas más vulnerables a la quimioterapia y la radiación.

Las primeras dos semanas para ellos fueron difíciles de empezar. Abandonaron muchas comidas reconfortantes. Por lo tanto, cambiar a una dieta cetogénica no es lo primero que se viene a la cabeza cuando se escucha del cáncer, pero la dieta funciona. Tom perdió peso constantemente sin hambre ni cambios sustanciales en su programa de ejercicios. Su salud general mejoró drásticamente, dormía mejor y el cambio que mencioné antes fue que su hija Alina, hoy, es una sobreviviente de cáncer.

Ahora están dos años por detrás de su diagnóstico inicial y no ha habido evidencia de que el tumor haya vuelto a crecer. La dieta cetogénica realmente les ha ayudado a superar sus desafíos. Tom ha perdido 48 kg.

El razonamiento evidente aquí es que podrían haber hecho otras terapias, pero la dieta cetogénica vino a rescatarlos.

La dieta cetogénica y el ayuno intermitente son siempre medios más fáciles de reducir el peso. Recuerdo el caso de un niño obeso del que se burlaban en la escuela.

A toda costa, quería perder peso, pero cada vez que corría, la gente siempre se burlaba de él; si iba al gimnasio de su escuela, sus compañeros lo intimidaban y era un poco vergonzoso para él porque se burlaban de él socialmente y esto lo afectaba psicológicamente.

Ya no tenía inclinación mental. Fue introducido a la dieta cetogénica y al ayuno intermitente; ¡qué alivio!

Ya no se rieron de él mientras bajaba de peso porque

todo lo que hacía era privado. Nadie sabía lo que comía, el número de carbohidratos que consumía. Y con el tiempo, perdió 30 kilos. Ya no fue intimidado y ridiculizado.

Si su historia o situación es similar a la del niño, nunca es demasiado tarde para empezar. Si usted se ha sentido avergonzado y burlado por su situación, la dieta cetogénica está aquí para usted. No es obligatorio que la gente sepa que usted está pasando por un programa de reducción de peso. También puede hacer ayunos intermitentes en los confines de su habitación y nadie lo sabrá.

La mayoría de las personas pierden en sus esquemas de pérdida de peso debido a muchas razones. Una amiga mía echaba de menos sus clases de gimnasia debido a sus reuniones prolongadas hasta que le hice saber la eficacia de la dieta cetogénica y el ayuno intermitente. Ya no tiene que salir de las reuniones. Muchos de ustedes están tratando de perder peso, pero debido a su apretada agenda y trabajo, no pueden lograr fácilmente sus metas de acondicionamiento físico. ¿Para qué molestarse? La dieta cetogénica está aquí para ayudarlo.

Algunos de ustedes tienen trabajos muy exigentes y que consumen mucho tiempo, como los banqueros, contadores, ingenieros, médicos, etc. Por ejemplo, un banquero que tiene que estar todo el día frente a un escritorio atendiendo a los clientes no tiene tiempo para programar sus planes de acondicionamiento físico y reducción de peso.

¿Por qué no seguir la dieta cetogénica y ayunar de forma intermitente? Esto no perjudicará la efectividad de su trabajo o su horario de trabajo, sino que mejorará su agudeza mental, su desarrollo cognitivo y realmente aumentará su eficiencia en el trabajo.

¿No es una oferta estupenda y sin esfuerzo? Todo lo que tienes que hacer es dar el paso y descubrir un mundo de facilidad y buen resultado.

Otros programas de pérdida de peso que puedes reemplazar con la dieta cetogénica y el ayuno intermitente

Hay programas de pérdida de peso que la dieta cetogénica y el ayuno intermitente puede sustituir. Esto puede deberse a varias razones y factores influyentes. Examinemos algunas de ellas a continuación e intentemos comprender por qué es así.

Ir al gimnasio

Es evidente que cuando alguien dice que quiere perder algo de peso, la primera sugerencia que la familia y los amigos dirían es: "*¿por qué no vas al gimnasio?*"

Esta es la razón por la que usted puede conseguir su cuerpo deseado y puede lograr sus metas de acondicionamiento físico. Presentaré algunos casos de muestra y tendríamos que decidir al final del día.

Una mujer que está desempleada va al gimnasio para hacer ejercicio diariamente y alcanzar sus metas de acondicionamiento físico. Afortunadamente para ella, consiguió un trabajo en una firma como abogada. Así que la mujer no podrá volver a ir al gimnasio.

Tal vez se esté preguntando por qué. Ella tendría varios casos y estaría tan ocupada que no tendría tiempo para ir al gimnasio, y con el tiempo aumentaría de peso.

Aunque está ganando dinero, y eso es bueno, hay un dicho que me encanta que dice "*la salud es riqueza*".

Ella no puede volver a cuidar de su salud. A veces, regresa tarde del trabajo por la noche, muy cansada de cocinar y come chatarra.

Todo esto puede resolverse mediante la introducción de la dieta cetogénica. Ella no tendría que sacar tiempo de su apretada agenda y comer chatarra de nuevo, pero aun así, podría perder peso.

Nuestro segundo caso es el de un productor de cine. Es evidente que los productores de cine tienen que pasar la mayor parte de su tiempo en el plató y en los escenarios.

Tal individuo no podrá ir al gimnasio y por lo tanto sus metas de acondicionamiento físico se arruinan gradualmente. ¿Por qué no hacer ayunos intermitentes? La mayoría de los directores no tienen problemas para omitir o saltar comidas. Hay veces que tendrían que rodar algunas escenas antes de las 3 de la mañana. Pueden filmar continuamente una escena durante toda la mañana e incluso olvidar que no han comido. ¿No es eso una oportunidad? Esa es una forma de convertir un demérito en una ventaja añadida. Todo lo que tiene que hacer es elaborar un plan, pero es aconsejable ver a un médico antes de comenzar para saber si puede hacerlo o no. La dieta cetogénica ha hecho que la pérdida de peso sea muy fácil.

Uso de hierbas medicinales y medicamentos

Usted podría estar preguntándose cómo la dieta cetogénica y el ayuno intermitente podrían complementar o reemplazarlos. Sería una gran sensación de alegría y felicidad si te dieras cuenta de que una sola droga puede hacer que pierdas y pierdas peso.

El estrés de ir al gimnasio y todo eso se esfumaría. Incluso en nuestra sociedad actual, estas drogas son endémicas. El gobierno hará cualquier cosa en su capacidad de subsidiar el precio de tales medicamentos porque el resultado que ofrecen es muy tentador. Reducen la velocidad a la que las personas desarrollan enfermedades cardíacas y esto reduce indirectamente la velocidad a la que las personas mueren en la sociedad. Pero con eso, algunos de ellos siguen siendo bastante exorbitantes en precio. Vamos a ver el caso de una mujer llamada Grace.

Grace es una contadora. Ella es muy exitosa y muy diligente en todo lo que hace. Ella es muy ingeniosa. Grace estudió para aprender artes culinarias y a cocinar. Ella llamaba la atención de todos los hombres.

Pero desafortunadamente para esos hombres, ella estaba en una relación. Pero entonces su novio rompió con ella, lo que realmente dejó a Grace devastada. Fue una relación de 5 años. Lloró durante semanas. Sólo tenía una compañera que la mantenía en esos tiempos: la comida chatarra.

Después de superar el trauma del rompimiento, no pudo superar la forma en que empezó a comer basura. Comía chatarra y no podía parar.

Con el tiempo, empezó a ganar mucho peso, su cintura se incrementó enormemente. Antes era la hermosa Grace, la que todos los hombres querían porque era *"adorable"*. Esto llamó la atención de sus amigas y ellas le hablaron de una medicina a base de hierbas que reduce el peso de quienes la consumen.

Estaba muy contenta de haber encontrado por fin una solución a sus problemas. ¡Qué alivio! Empezó a tomar la píldora herbal pero aun así, no hubo mejoría. En vez de eso, aumentó cada vez más de peso. Tal vez se esté preguntando por qué. El problema que tiene no es con su cuerpo sino con su hábito. El medicamento que estaba usando era para generar un cambio en su cuerpo, pero los factores causales aún no se habían tratado.

Más tarde fue introducida a la dieta cetogénica y al ayuno intermitente. Esto funcionó totalmente porque el problema que tenía no era con su cuerpo sino con su hábito, y la dieta cetogénica cambió su hábito y estilo de vida porque no es sólo una dieta, es un estilo de vida.

Esto también se relaciona con la mayoría de las personas que dependen únicamente de las drogas y no ven ninguna mejoría. El problema no es su organismo, sino su rasgo habitual que sólo puede ser corregido por un remedio que se enfoque en el estilo de vida y esta es la dieta cetogénica.

Entonces, ¿qué está esperando? Nunca es demasiado tarde para empezar. Creo en el dicho que dice así: "*Un viaje de mil millas comienza con un paso*".

Correr y otras formas de ejercicio

Este sistema de acondicionamiento físico y reducción de peso es utilizado por todo el mundo, pero ¿realmente lo utiliza todo el mundo? Al despertar por la mañana, si mira por la ventana, verá a mucha gente, especialmente a sus vecinos, trotando.

Desearía poder unirse a ellos como antes pero no puede. Podemos tener los mismos rasgos como seres humanos, pero somos bastante peculiares en nuestras formas diferentes. Nuestras huellas dactilares no coinciden con las de ninguna otra persona, lo mismo pasa con nuestros rasgos.

También te gustaría poder atarte los zapatos todas las

mañanas y salir a correr. No todo el mundo se siente inclinado a hacer eso. Algunos de nosotros no podemos darnos el lujo de correr una milla y aun así tenemos que llegar a la oficina muy temprano en la mañana. Vamos a ver tres casos de muestra en nuestra trama.

Abigail es una persona muy atlética en la escuela. Tiene la condición física y el cerebro. Ella corría cuando estaba en la escuela secundaria y es muy buena corredora. Ella siempre está en busca de tener una buena condición física y de cómo mantenerse saludable. Ahora está casada y tiene dos hijos. Después de tener su primer hijo, recurrió a volver a correr y mantenerse en forma hasta que se dio cuenta de que estaba embarazada de nuevo.

No tuvo tiempo para sí misma otra vez, tenía que cuidar a los niños, preparar el desayuno temprano en la mañana y perdió el ánimo por ir de 'jogging' temprano en la mañana. Comenzó a ganar algo de peso extra porque estaba comiendo por estrés.

El problema que tiene ahora es que tiene una reunión universitaria dentro de 5 meses y sería muy vergonzoso si sus compañeros ven que Abigail, que alguna vez estuvo en forma, ahora es una mujer obesa. ¿Qué puede hacer?

Abraham es banquero. Está muy en forma y también es un entrenador corporal. En una de sus reuniones con un cliente, tuvo un accidente. Fue un accidente terrible. Casi pierde las piernas. Ya no estaba en silla de ruedas, pero no puede caminar durante mucho tiempo. Esto lo deprimió realmente; comía y consumía chatarra de todo tipo. Se está volviendo muy obeso y su prometida está a punto de terminar con él a menos que pierda algo de peso. ¿Qué puede hacer?

Richard es muy reactivo a su aspecto y a lo come; sus amigos lo llaman un fanático del fitness. Richard lo perdió todo cuando perdió a sus padres y hermanos en un accidente automovilístico. Él fue el único que sobrevivió al accidente. Perdió una de sus piernas y se frustró. Fue tan difícil que intentó suicidarse. Comía y comía. Ahora ha encontrado la redención y el amor a través de una mujer a la que llama su ángel enviado por Dios. Ahora tiene sobrepeso. Él quiere hacer mejorar su peso, pero ¿cómo puede hacerlo?

Para Abigail, ser madre es muy agotador y consume mucho tiempo, pero tiene que hacer todo lo que sea necesario. No es realmente obligatorio que empiece a correr antes de que pueda perder peso, pero ¿no ha oído hablar de la dieta cetogénica? No tiene que volver a trotar, sólo tiene que hacer un plan de comidas para su dieta y empezar a seguirla juiciosamente, y puedo asegurarle que antes de su reunión universitaria estará en forma como antes. Así que comience la dieta cetogénica hoy mismo y verá la diferencia.

A Abraham, le aconsejo que no se estrese demasiado ya que todavía se está recuperando. Usted necesita ver a un médico para saber si está en condiciones de iniciar la dieta cetogénica debido a su estado. Si le aprueban la dieta, sería una experiencia maravillosa porque se sorprendería del resultado. Le aconsejo que no añada el ayuno intermitente a la dieta cetogénica debido a situaciones en las que tenga que consumir medicamentos y suplementos.

Para Richard, sé que estaba sufriendo y que no tenía control sobre sus hábitos. Sé con seguridad que aún tiene un propósito y que debe cumplirse. Es muy bonito, la forma en que quiere redimirse. Es algo muy simple porque tengo un remedio para usted. La dieta cetogénica es muy eficaz en estos casos. Usted tiene que ser diligente y seguirla estrictamente y estoy seguro de que se redimirá y no tendrá ninguna razón para sentirse deprimido por la vida y sus desafíos.

Se ha demostrado en nuestros casos anteriores que la dieta cetogénica es muy efectiva para reemplazar el jogging en personas con algunas peculiaridades.

Uso de videos de entrenamiento

No todo el mundo es capaz de ir a un gimnasio y hacer ejercicio o alcanzar sus metas de acondicionamiento físico. Esto puede deberse a varias razones. Para algunos, es el estrés de tener que ir al gimnasio. Y para otras personas, es la falta de tiempo. Para el resto de las personas, se debe al hecho de que no quieren ser humillados por otros en el gimnasio o mientras corren. Así que recurren al uso de los DVD de entrenamiento. La mayoría de la gente no puede pagar la cuota de las clases de un gimnasio, así que ¿por qué no usar un DVD asequible?

El DVD de entrenamiento es muy asequible y puede hacerlo en su propia casa. Pero, ¿hay alguna desventaja en ello? Vamos a ver las historias de dos o tres personas para que podamos entenderlas mejor.

Leslie es representante de ventas de una compañía farmacéutica. Está tensa y todo es sobre su peso. Ella no podía permitirse el lujo de ser miembro del gimnasio, así que compró un DVD de ejercicios y comenzó su viaje de acondicionamiento físico.

Le llegaron noticias buenas y ella se alegró mucho. La estaban considerando para un ascenso en el trabajo. Comenzó a trabajar en su horario para impresionar a la gerencia y recibir el ascenso. Poco a poco dejó de tener tiempo para sí misma y para su cuerpo. Ella subió algunas libras debido al hecho de que no tenía tiempo de cocinar, todo lo que comía era chatarra. A veces durante el fin de semana, cuando está cansada, se deleita con un bocadillo nocturno de pollo y una bolsa de papas fritas. Ha engordado 15 libras. Cuando se dio cuenta de los cambios en su peso, se quedó petrificada de que iba a perder el ascenso. ¿Qué va a hacer?

Danny es abogado. Tiene tres hijos y una hermosa esposa. Pocos años después de su matrimonio, él subió algo de peso y esto se debió al estrés de tener que mantener a la familia y ocuparse de la familia extendida.

Debido a su apretada agenda, no pudo inscribirse en un gimnasio, pero su esposa le compró un DVD de ejercicios para que lo utilizara. Esto fue una gran noticia para él. Comenzó a usar el DVD de entrenamiento y fue efectivo. Luego le ofrecieron ser socio, pero aún faltaban meses. Empezó a hacer todo lo que estaba en su poder para asegurarse de obtener la asociación porque tenía competidores. Se había olvidado por completo del DVD de ejercicios y empezó a ganar más peso. Esto fue una sorpresa; no quería que su esposa regresara y lo encontrara obeso, porque ella había viajado. Se sentía muy confundido, la razón es que si su esposa regresaba y lo veía obeso, ella no se lo tomaría a la ligera y si empezaba a hacer ejercicio, no tendría tiempo para perseguir la oportunidad de toda su vida de ser su un socio. ¿Qué va a hacer?

Hillary es una mujer muy exitosa. Tiene tres hijos y un marido cariñoso. Desafortunadamente, su marido murió en un accidente. Se quedó sola con tres hijos; estaba muy deprimida y estresada. Tuvo que cuidar a los niños y también valerse por sí misma. Ha engordado mucho. Al darse cuenta de esto, se fue a inscribir a un gimnasio, pero al escuchar el horario, no pudo hacerlo. Así que, compró un DVD de ejercicios y comenzó el programa de ejercicios, pero a lo largo del tiempo, no pudo continuar debido a las responsabilidades que tenía. Cada vez engordó más y más. Se está preguntando cuál es la salida para ella. ¿Qué va a hacer?

Para las tres partes, están en situaciones muy comprometedoras. Para el caso de Leslie, como he dicho antes, la salud es riqueza. No se prive de tener buena salud sólo porque quiere obtener riqueza.

Tengo una solución a sus preocupaciones. Usted no tiene que preocuparse o estresarse innecesariamente porque la dieta cetogénica está aquí para ayudar. El problema es la falta de tiempo, por lo que necesita una solución que no le quite tiempo valioso. Usted hacer la dieta cetogénica y aun así tener suficiente tiempo para que sus objetivos de ascenso se cumplan. Todo lo que tiene que hacer es controlar su consumo de carbohidratos, minimizar la cantidad de proteína que consume y aumentar su consumo de grasa. Puedo asegurarles un resultado positivo y un organismo bien preparado para asumir ese ascenso.

Para Danny, la vida está llena de diversas soluciones; sólo tiene que explorarlas. Yo le ofrecería una solución confiable y probada. La dieta cetogénica, si la comienza hoy, hará que su esposa se encuentre a un hombre completamente diferente comparado con el que vio la última vez y usted se sorprendería a sí mismo.

Para Hillary, sé que la vida puede ser dura a veces, pero no deje que le deprima o disminuya lo que usted es. Pruebe la dieta cetogénica hoy y verá la diferencia.

Sé que estos casos pueden estar relacionados con usted de una forma u otra. La dieta cetogénica está aquí para ayudarlo. No sólo combatirá sus problemas de peso, sino que también tratará otros trastornos en su cuerpo.

Capítulo Seis: Beneficios del ayuno intermitente

En el mundo de la salud y de la atención de la salud, el ayuno intermitente se está volviendo famoso y popular. La historia del ayuno intermitente podría ser rastreada hasta el inicio del hombre. Ha sido una gran ventaja para el hombre. A continuación se presentan algunos de los beneficios del ayuno intermitente:

1. Mejora la quema de grasa

2. Aumenta la pérdida de peso y de grasa corporal

3. Aumenta su nivel de energía

4. Reduce los niveles de azúcar y la insulina en la sangre

5. Mejora la claridad mental y la concentración

6. Revierte la diabetes tipo 2

7. Aumenta la hormona del crecimiento

8. Reduce el nivel de colesterol en la sangre

9. Alarga potencialmente la vida

10. Reduce la inflamación.

1. MEJORA LA QUEMA DE GRASA
Este es uno de los principales beneficios del ayuno

intermitente. Aumenta rápidamente la velocidad a la que se queman las grasas en el cuerpo. El horario de su ayuno quema grasas. Las grasas en su cuerpo son causadas por el exceso de carbohidratos que se almacenan. Por lo tanto, no comer a intervalos reducirá la velocidad a la que los ingiere, y esto reducirá su nivel de grasa.

2. AUMENTA LA PÉRDIDA DE PESO Y DE GRASA CORPORAL

Los programas intermitentes de ayuno para perder peso han sido reconocidos por su eficacia en la pérdida rápida de peso de sus usuarios, y también reducen la grasa corporal. Está de moda ahora debido a los resultados y a los diversos testimonios de la gente. Reduce la velocidad en la que ingiere alimentos, por lo tanto, reduce su peso y grasa corporal.

3. AUMENTA SU NIVEL DE ENERGÍA

Puede que se esté preguntando cómo el ayuno, el cual cansa bastante, le va a dar energía. La razón principal para tener sobrepeso es por los carbohidratos no utilizados que se almacenan. Así que estar en un programa de ayuno intermitente definitivamente reduciría la grasa y el resto sería usado, lo que promovería una generación más rápida de energía. Además, si el cuerpo se deshace del exceso de grasa en él, será capaz de llevar a cabo más funciones. Además, como dice el dicho, *"Un cuerpo sano es un cuerpo ágil"*.

4. REDUCE LOS NIVELES DE AZÚCAR Y LA INSULINA EN LA SANGRE

Los estudios han demostrado que el ayuno intermitente reduce el nivel de azúcar en la sangre. El ayuno intermitente como proceso es uno en el que el nivel de alimentación es limitado durante ciertos momentos de la semana, ayudando a hombres y mujeres a perder una cantidad masiva de peso y también ayuda a reducir su insulina. A menudo, la diabetes se trata como una afección relacionada con medicamentos y no con terapias y dieta, y tratarla con medicamentos nunca aborda la raíz del problema de la diabetes. Se ha dicho que el peso ayuda a las personas a reducir la resistencia a la insulina y también ayuda a absorber el azúcar en la sangre de manera más efectiva.

5. MEJORA LA CLARIDAD MENTAL Y LA CONCENTRACIÓN

Este es un beneficio muy importante que el ayuno nos brinda. La pérdida de peso y grasa hace que el desarrollo cognitivo aumente rápidamente. Veamos la historia de Tony. Tony es un chico de secundaria, pero es obeso y siempre fue objeto de burla y acoso por parte de sus compañeros. Uno de los amigos de su madre le presentó el ayuno intermitente. Después de semanas de terapia, su vida cambió. Su confianza en sí mismo aumentó y su atención a sus estudios también. Sus temores se aliviaron y comenzó a sobresalir en clase. Estaba mentalmente activo.

Se ha demostrado que el ayuno intermitente aumenta la velocidad a la que pensamos. Algunos expertos han explicado que la mayoría de los pacientes obesos tienen problemas con la depresión y tienden a sentirse siempre deprimidos acerca de sí mismos, pero al perder peso, esos miedos y la depresión se eliminan y esto produce una mayor agilidad mental.

En la mayoría de los casos, esto no es cierto, la razón es que la reducción en la forma en que comemos también ayuda a nuestro cerebro a aumentar su funcionalidad y, por lo tanto, a promover la agilidad y la agudeza en la persona.

6. REVIERTE LA DIABETES TIPO 2

Es una gran ventaja para el mundo que el ayuno intermitente revierta esta condición. La diabetes tipo 2 es causada por la resistencia del cuerpo a la insulina y el aumento del azúcar en la sangre.

Estos son algunos de los beneficios que se derivan del ayuno intermitente. Reduce el nivel de colesterol en la sangre. También alarga la vida a través del tratamiento del nivel de azúcar en la sangre, el nivel de colesterol en la sangre, y también se sabe que trata la enfermedad de Alzheimer y otros síndromes.

Los beneficios del ayuno intermitente requieren un catálogo largo y extenso y no pueden ser mencionados con palabras, sino más bien a través de la experiencia. Así que, ¿por qué no empezar hoy y recibir sus diversos beneficios?

Beneficios de la dieta cetogénica

Los beneficios de la dieta cetogénica tienen un amplio catálogo. La dieta cetogénica proporciona una amplia gama de beneficios y tratamientos. Cuando se inventó, el único propósito era curar y tratar las convulsiones en niños pequeños. La dieta cetogénica entró en primer plano cuando Charlie Abrahams compartió su testimonio. Investigaciones y estudios han demostrado que la dieta cetogénica reduce rápidamente el peso del paciente.

A continuación hay algunos de los beneficios de la dieta cetogénica:

1] La dieta cetogénica tiene su eficacia en la reducción del peso y la grasa corporal. La reducción de peso y la grasa corporal en el cuerpo, mientras que la participación en la dieta cetogénica es a través del estado de cetosis. La cetosis se ha conocido por reducir drásticamente el peso corporal, ya que, durante este estado, la grasa corporal que se ha almacenado se quema y se utiliza, lo que causa una gran reducción de peso en el cuerpo del individuo. Llegar a este estado de cetosis no es muy fácil, pero puede ser logrado a través de la dieta cetogénica. La dieta cetogénica aumenta la ingesta de grasa, y cuando se descomponen, va a llevar a cabo las cetonas que sirven para este propósito.

2] La dieta cetogénica aumenta la agilidad mental y el

estado de alerta de sus pacientes. Esto ha sido demostrado por diversas personas que se han beneficiado de la dieta cetogénica. Como se explicó en el capítulo anterior, la dieta cetogénica reduce la depresión en sus pacientes, lo que los hace más activos. Por la mera ausencia del azúcar en la sangre, la dieta cetogénica ayuda a la funcionalidad del cerebro que hace que el cerebro funcione mejor y aumenta la destreza cognitiva de tal individuo.

3] La ketogénesis ayuda a controlar el nivel de azúcar en la sangre. La dieta cetogénica ayuda a la reducción y el control perfecto del nivel de azúcar en la sangre. La estructura de las comidas de la dieta cetogénica lo dice todo. El azúcar en la sangre es causada por el exceso de ingesta de carbohidratos y la dieta cetogénica hace un plan de comidas que se reduce la ingesta de carbohidratos que comemos y aumenta el número de las grasas.

4] La dieta cetogénica tiene dominio en el tratamiento de las crisis epilépticas en pacientes epilépticos, especialmente en niños pequeños. Revisando la historia de la dieta cetogénica, se puede encontrar que la dieta cetogénica fue diseñada originalmente para el tratamiento de convulsiones y reducir las posibilidades en los niños pequeños. Esto ha sido una gran ayuda para la raza humana al mismo tiempo. Incluso cuando los medicamentos anticonvulsivos fallan, los médicos recurren a la dieta cetogénica para ayudar.

5] La dieta cetogénica también trata trastornos y enfermedades como la enfermedad de Alzheimer, enfermedades cardíacas, hígado graso y numerosas enfermedades.

6] La dieta cetogénica ha sido probada para alargar y aumentar la vida de las personas. Esto puede ser sorprendente para usted, pero los estudios han demostrado que esto está certificado y es auténtico. El alivio y la reducción en el peso y la grasa corporal reducen la velocidad a la que uno se convierte en víctima de enfermedades que quitan la vida. La dieta cetogénica a través de su tratamiento eficaz de las crisis en los pacientes epilépticos y se ha sabido que reduce la velocidad a la que la enfermedad se convierte en mortal.

De esta forma, los beneficios de que la dieta cetogénica son bastante convincentes cómo para ser la dieta perfecta para usted. Así que, ¿por qué no intentarlo hoy? ¡Y ver que su vida nunca será la misma!

Capítulo Siete: Diferentes tipos de ayuno intermitente

Los tipos de ayuno intermitente varían y tiene muchas formas de hacerse. A continuación se presentan algunas maneras diferentes para hacer un ayuno intermitente:

1] El método 16/8: Esto es un ayuno de 16 horas cada día. Este método como he dicho antes implica el ayuno de 14 a 16 horas y restringe exclusivamente la oportunidad de comer de 8 a 10 horas cada día.

Con esto, se permite comer alrededor de 2-3 comidas. Este método de ayuno también se conoce como el protocolo de Leangains y esto fue propuesto y popularizado por el experto en fitness Martin Berkhan. Este método es tan fácil como no comer nada para cenar o saltarse el desayuno.

Por ejemplo, si usted cena alrededor de las 8 pm, todo lo que tiene que hacer es no comer nada hasta las 12 del mediodía del siguiente día. Esto implica ayunar durante 16 horas. Se recomienda que las mujeres sólo ayunen de 14-15 horas porque les va mucho mejor con ayunos un poco más cortos.

Esto puede ser muy difícil y no es fácil de cumplir para las personas que son aficionadas a comer en la mañana o tener bocadillos nocturnos. Será muy cómodo para las personas que se saltan el desayuno porque es esencialmente la forma en que comen.

Si usted no está muy cómodo con el hambre por la mañana, puede tomar agua, café y otras bebidas. También sirven como un medio para reducir los niveles de hambre y la tentación de comerse un bocadillo.

Usted debe tener en cuenta que es de suma importancia comer alimentos muy saludables durante sus comidas. El hecho de que usted está participando en el ayuno intermitente no le garantiza comer basura procesada. Si consume una gran cantidad de calorías durante su comida es probable que dificulte los efectos del ayuno intermitente.

Personalmente, encuentro que esta es la manera más natural de ayunar porque también la practico. Se ha demostrado que los bocados nocturnos no son digeridos correctamente por nuestro sistema digestivo, causando así una cantidad redundante de exceso de grasas y calorías no quemadas en nuestro cuerpo.

Esto no requiere esfuerzo; no sólo están haciéndole un favor a su sistema digestivo, sino que también se están beneficiando de él de varias otras maneras. Permítanme usarme a mí mismo como ejemplo, también me dedico a la dieta cetogénica, así que realmente no tengo hambre hasta alrededor de la 1 pm de la tarde. Más tarde, como mi última comida alrededor de las 6:00 - 9:00pm. Con esto, termino ayunando por 16-19 horas cada día.

El Resumen y la conclusión de esto es que el método 16/8 consiste en el ayuno diario de 16 horas para los hombres y 14-15 horas para las mujeres. Esto le deja una oportunidad de 8 horas para comer 2-3 comidas.

Es muy recomendable no abusar de esta oportunidad y comer alimentos procesados o ingerir demasiadas calorías. Esto dificultará la efectividad del ayuno y los resultados pueden no ser los esperados.

2] La dieta de 5:2: significa que usted ayunará por 2 días a la semana. Esto implica que usted come normalmente por 5 días y luego ayuna los 2 días restantes por lo que restringe su consumo de calorías entre los rangos de 500-600.

Esto también se conoce como la dieta de ayuno. Fue popularizada por un renombrado médico y un periodista británico Michael Mosley. Es aconsejable que las mujeres consuman 500 calorías y los hombres 600 calorías en estos días de ayuno.

Por ejemplo, usted podría decidir que los dos días que desea ayunar son los lunes y miércoles. Así que se espera que en estos días usted coma dos comidas de 250 calorías para las mujeres y 300 calorías para los hombres. Como los críticos señalaron con razón, no hay un estudio válido que pruebe esta dieta, pero hay muchos estudios e investigaciones que han probado el ayuno intermitente por ser eficaz y muy útil en la reducción de peso y otros beneficios. Así que podemos decir con razón, ya que esta dieta es una forma de ayuno intermitente, se puede decir que es eficaz y fiable.

La conclusión de lo anterior es que el ayuno intermitente implica comer 500 calorías para las mujeres y 600 calorías para los hombres durante dos días a la semana, pero pueden comer libremente durante los otros 5 días que quedan.

3] Comer-Parar-Comer: Significa que el ayuno se realiza durante 24 horas. Este método del ayuno intermitente implica el ayuno por 24 horas una o dos veces a la semana. Este método fue popularizado por el reconocido experto en fitness Brad Pilon y este método ha estado en tendencia desde hace ya algunos años.

Si ayunan de la cena de hoy a la cena de mañana, significa que han ayunado durante 24 horas. Por ejemplo, si termina de cenar a las 8 pm del viernes y no come hasta las 8 pm del sábado, significa que ha ayunado durante 24 horas seguidas. La opción que se utiliza en la dieta 16/8 también se puede utilizar debido a la longevidad en el ayuno. Las bebidas no-calóricas como café, agua y similares se pueden tomar durante el ayuno, pero no se permite ningún alimento sólido durante el ayuno. La razón es que se sabe que esas bebidas son una herramienta muy útil para reducir el nivel de hambre. Por lo tanto, reducen la tasa de tentaciones para romper el ayuno.

Si usted está haciendo esto para perder peso, es muy importante tener en cuenta que, es muy importante comer con normalidad durante sus comidas. El hecho de que usted acaba de ayunar durante 24 horas no le garantiza comer en exceso en sus días donde no ayuna. Por lo tanto, la cantidad de comida debe ser minimizada.

Uno de los mayores problemas de esta forma de ayuno intermitente es que es muy difícil de seguir, ya que es por un total de 24 horas. Puede que se esté preguntando cómo podría comenzar de inmediato. No es obligatorio empezar de inmediato, se puede empezar de 14 a 16 horas y luego se puede llegar hasta las 24 horas. Puedo testificar esto, lo he hecho un par de veces.

El comienzo sería muy fácil, pero las horas finales serán un infierno. Es por eso que fui de las 14-16 horas hasta llegar a las 16-19 horas. Por lo tanto, no es realmente algo que se pone en marcha de inmediato.

En pocas palabras, el método de Comer-Parar-Comer del ayuno intermitente implica una rutina de ayuno de 24 horas de ayuno por uno o dos días cada semana.

4] Ayuno en Días Alternativos: El ayuno en días alternativos significa que usted ayuna cada día alterno. Hay muchas versiones de este método. La mayoría de ellos permiten alrededor de 500 calorías cuando usted está en sus días de ayuno. Varios estudios muestran los beneficios del ayuno intermitente en algunas versiones de este método. Un ayuno completo cada dos días parece demasiado extremo, así que realmente no recomiendo esto para los principiantes.

Practicando este método, usted se va a su cama con hambre muchas veces cada semana. Esto no es realmente agradable y es bastante insostenible a largo plazo.

El Ayuno en Días Alternativos simplemente significa que usted está ayunando cada dos días, puede ser por no comer nada en absoluto o por comer unos pocos cientos de calorías.

5] La dieta del Guerrero: Este nombre puede sonar absurdo para una dieta, pero significa ayunar durante el día y comer una comida enorme por la noche. Este método de dieta fue popularizado por un experto en fitness llamado Ori Hofmekler. Esta dieta implica comer una cantidad pequeña o mínima de verduras y frutas durante el día y comer una comida enorme por la noche. Esto significa que usted ayuna todo el día y se da un festín en la noche dentro de una ventana de 4 horas.

Esta dieta era una de las dietas populares para incluir el ayuno intermitente. También se ha dicho que esta dieta abarca opciones de alimentos que están estrechamente relacionados con la dieta paleolítica. Desde mi punto de vista, esta dieta tiene una historia que ha sido representada por el nombre. La dieta del guerrero se puede ubicar en los tiempos antiguos cuando los guerreros se iban al campo de batalla temprano en la mañana. Sólo comían algunas cosas que podían encontrar en el camino como frutas y verduras. Después de la batalla, regresaban por la noche y, alegres, festejaban como reyes. Comían mucho y dormían. El ciclo comienza de nuevo al día siguiente.

En esencia, la dieta del guerrero se trata de comer pequeñas cantidades de frutas y verduras durante el día y comer una comida enorme en la noche dentro de una ventana de 4 horas.

6] Saltarse las comidas espontáneamente: Esto simplemente significa que usted se salta las comidas cuando es conveniente. Esto significa que usted no tiene que seguir un plan de ayuno estructurado, todo lo que tiene que hacer es saltarse las comidas cuando sea conveniente para usted. Puede saltarse comidas cuando probablemente esté demasiado ocupado o simplemente no tengas ganas de comer.

Hay un mito que dice que los humanos tienen que comer de vez en cuando o perderán su músculo y alcanzarán el modo de inanición. Como bien puedes haber entendido hasta ahora, el cuerpo humano está bien estructurado y equipado para manejar largos períodos de hambruna, sin mencionar no comer una o dos veces de vez en cuando. Es bastante fácil de hacer, si usted no tiene hambre, se puede saltar el desayuno, o si usted está en un tráfico pesado, en lugar de comprar bocadillos en la carretera, ¿por qué no hacer un ayuno corto?

No ingerir una o dos comidas es lo que implica el ayuno espontáneo e intermitente. Asegúrese de comer alimentos saludables durante las comidas.

Además, el ayuno espontáneo es la forma más natural de hacer el ayuno intermitente y esto es simplemente saltarse una o dos comidas cuando no tiene ganas de comer o cuando ni siquiera tiene tiempo de comer.

Hemos podido examinar varios métodos y enfoques del ayuno intermitente. La pregunta ahora es, ¿cómo sé lo que voy a hacer? Sólo tiene que elegir el que sea más conveniente para usted o puede buscar la ayuda de un especialista, un profesional de la salud y así sucesivamente. ¡Elija y empiece hoy y nunca será el mismo!

Diferentes tipos de la dieta cetogénica

La dieta cetogénica varía en tipos; existen diversos enfoques por los que alguien puede hacer la dieta cetogénica y llegar a un estado de cetosis. Hay muchos tipos de dietas cetogénicas y cada una de ellas es útil para diferentes propósitos.

Usted comparará cada uno de los mismos y luego decidirá el camino que va a tomar con el fin de alcanzar sus metas de fitness. Voy a compartir algunos de estos enfoques y tipos de dietas cetogénicas para usted. A continuación son los enfoques y tipos de dietas cetogénicas:

1] La Dieta cetogénica estándar [SKD, por sus siglas en inglés]: La dieta cetogénica estándar es la forma más básica de la dieta cetogénica. El objetivo de la SKD es tener 50 gramos o menos de carbohidratos cada día para mantenerlo en un estado de cetosis. Sus calorías se conseguirán a partir de grasas y proteínas. Este es realmente el mejor lugar para empezar con su dieta y debido a su eficacia muchas personas que la han probado no tienen ninguna razón para cambiar a otro tipo debido a los resultados positivos que obtuvieron.

2] La dieta cetogénica dirigida [TKD]: El objetivo de la dieta cetogénica dirigida es tener que consumir carbohidratos durante sus entrenamientos. Puede ser inmediatamente antes o inmediatamente después de sus entrenamientos.

Este plan de dieta es más útil para las personas que hacen ejercicio con regularidad. Se puede realizar siendo un atleta nuevo o siendo un atleta altamente entrenado. Los carbohidratos deben mantenerse muy bajos, a pesar de que los entrenamientos pueden aumentar la tolerancia a los carbohidratos. Esta dieta la realizan generalmente a través del consumo de 30 a 50 gramos de carbohidratos con el fin de mantener los niveles de energía durante un entrenamiento.

3] La dieta cetogénica cíclica [ERC, por sus siglas en inglés]: La dieta cetogénica cíclica es principalmente para atletas avanzados que necesitan un mayor impulso de carbohidratos como combustible durante su entrenamiento. Este tipo de atletas incluyen levantadores de fuerza, corredores de resistencia y jugadores profesionales. Necesitan consumir un alto nivel de carbohidratos durante dos días antes de su competencia con el fin de recargar completamente su almacenamiento de glucógeno. Esto realmente les ayudará en su crecimiento muscular y también en su fuerza, aunque también puede conducir al almacenamiento de grasa.

4] La dieta cetogénica alta en proteínas: Este modelo de la dieta cetogénica es principalmente para las personas que quieren perder exceso de grasa corporal. En la dieta cetogénicas alta en proteínas, el objetivo es reducir el exceso de grasa no sólo el peso corporal del cuerpo.

A través de tener una mayor proporción de proteínas en comparación a las grasas, el cuerpo es capaz de mantener una masa muscular magra y contribuye a crear músculo en el caso de hacer ejercicio. También asegurándose de utilizar la grasa que ya está almacenada en el cuerpo como combustible, esto es incluso más rápido que la dieta cetogénica normal. Con este modelo, se consumen hasta 1,5 gramos de proteína por libra de masa magra. Este aumento de proteínas es para quemar grasas y hace que sea más fácil perder grasa, manteniendo y ganando fuerza.

5] El Ayuno de ahorradores de proteínas modificado [PSMF, por sus siglas en inglés]: Esta es una modificación muy restrictiva de la dieta cetogénica. Incluye principalmente proteínas magras y se mantiene en 600-1000 calorías al día. Está diseñada como una solución temporal para dar inicio a la pérdida de peso, mientras se preserva la masa muscular. Los que están en ella evitan la carne que tiene contenidos más altos de grasa. No agregue grasa mientras cocine y continúe evitando los carbohidratos. La grasa que producen los cuerpos cetónicos proviene principalmente de la grasa que se almacena en el cuerpo. Este modelo es muy bueno temporalmente; pero no es un estilo de vida sostenible para sus usuarios.

Capítulo Ocho: Eligiendo el ayuno intermitente perfecto para usted

A la luz de los capítulos anteriores, se han mostrado varios tipos de ayunos intermitentes y varios enfoques para ellos. Se ha observado por los psicólogos que una de las incertidumbres que residen en el hombre es la incapacidad de conocer el viaje o el desafío para que él se involucre.

Esto es muy difícil, lo sé porque hay varias opciones para elegir o seleccionar y esto es bastante confuso. Es por eso que estoy aquí para ayudarle en el camino y lograr sus metas fitness.

Como he mencionado en el capítulo anterior, el ayuno intermitente varía en métodos y estilos por los cuales la gente los usa. He mencionado estos métodos, que incluyen:

1] El método 16/8 de ayuno: Que implican que usted ayuna por 14-16 horas al día.

2] Las dietas 5:2: Que implican ayunar por 2 días a la semana.

3] Comer-Parar-Comer: Que implican ayunar 24 horas durante uno o dos días por semana.

4] Ayuno en Días Alternativos: Que implica ayunar un día por medio.

5] La dieta del guerrero: Este es un enfoque que se puede asemejar a un guerrero; se trata de comer frutas y verduras durante todo el día y comer una comida enorme por la noche.

6] Método espontáneo: Esto nos sucede a cada uno de nosotros. Simplemente significa saltarse las comidas intencionalmente y de vez en cuando, cuando usted no está realmente hambriento o cuando está demasiado ocupado en el trabajo o con otras cosas. Esta es una de las maneras más naturales de llevar a cabo el ayuno intermitente.

Hay varias razones que llevan a la gente a hacer el ayuno intermitente. Algunos lo hacen para perder peso, otros para mantenerse saludables; otros lo hacen para mantenerse en forma. Hay un giro en esta toma de decisiones, ¿cómo saber cuál es la ideal para usted? Veamos un caso.

Rebecca es representante de ventas. Se sorprendió mucho cuando se pesó y se dio cuenta de que pesaba 176 libras. Estaba aterrorizada y confundida sobre cómo sucedió. Se conectó a Internet y leyó algunos artículos y libros sobre la pérdida de peso. Luego vio un artículo sobre el ayuno intermitente y sus numerosas ventajas. Y decidió hacer la dieta. También decidió seguir la dieta del guerrero porque se veía prometedora y pensó que produciría un resultado más rápido que la ayudaría a alcanzar sus metas fitness.

El primer día de su ayuno, las primeras horas fueron

bastante fáciles, se sintió feliz. Pero debido a la naturaleza de su trabajo, ella necesitaba la energía para seguir adelante. Empezó a desvanecerse y a perder el equilibrio a las 3 de la tarde. ¡Oh no! ella debe conseguir algo de comer. Corrió al lugar más cercano donde podía conseguir comida y comió. Qué triste que no pudo mantener el ayuno. Ella estaba confundida sobre qué hacer a continuación, ya que había fracasado en la dieta del guerrero. Un amigo y compañero de trabajo le aconsejo que fuese a ver a un dietista con el fin de saber cuál se adaptaría a ella. Más tarde fue al dietista y le dijeron que tenía que empezar poco a poco.

El proceso de ayuno intermitente puede ser comparado con la experiencia de un niño pequeño y una bicicleta. El niño tenía que ir a pie a los lugares a los que quería ir para visitar amigos. Esto era muy agotador para él. Entonces, consiguió una bicicleta; esto fue el final de todos sus problemas. Decidió sacar su bicicleta un día y mientras iba, se cayó.

Esto lo desanimó; decidió no volver a andar en bicicleta nunca más. ¿Será que no sabía que no era tan fácil? Te caerás un montón de veces pero cuando aprendas, será muy fácil de hacer. Incluso puedes cerrar los ojos mientras conduces, y luego desarrollas muchas habilidades.

El ayuno intermitente no es un esquema fácil al principio, pero esto es debido a no conocer el régimen. Después de terminar de aprender las habilidades, usted se convertirá en un experto y podría incluso enseñar a otras personas y animarlas a no rendirse. Aprender a montar bicicleta implica caer muchas veces pero es por eso que estoy aquí. Para guiarlo a través de su desafío con el fin de no tropezar, porque la mayoría de las veces, esas caídas podrían ser muy peligrosas.

Como principiante en este programa, trate de no superarse a sí mismo. Recuerde que usted es nuevo en el sistema, al igual que su cuerpo. Empiece poco a poco. Lo más aconsejable es comenzar con el método 16/8 o el método espontáneo. Podría incluso crear su propio horario. Por ejemplo, digamos que soy un contador. Esto significa que tengo que salir temprano por la mañana. Podría tomar una taza de café por la mañana antes de ir a trabajar. Puedo llevar algunas frutas y verduras para mantenerme con vida. Cuando vuelva por la tarde, comeré y esta ventana terminará entre las 8 y las 9 de la noche. El ciclo continúa. También puedo decidir no tomar nada excepto agua hasta que regrese y coma mi cena. Todo depende de su horario, trabajo y lo más importante, de su cuerpo. Es aconsejable consultar a un médico antes de empezar. Esto le permitirá saber si está en condiciones de comenzar o no. Usted no debe desobedecer o hacer caso omiso de lo que diga el médico, porque si lo hace, es altamente perjudicial para su salud y su vida.

Después de algunas semanas, verá que es algo fácil de

hacer porque para entonces ya se ha acostumbrado al sistema y ahora puede aumentar las horas de ayuno o cambiar su enfoque para obtener los resultados deseados.

¿Por qué no empezar hoy y ver la bondad del ayuno intermitente? No se apresure tanto porque quieres obtener un resultado rápido. Tómalo con calma, como dice el dicho: *"El viaje de las mil millas comienza con un paso"*.

Elegir la dieta cetogénica perfecta

La idea de tener que tomar una decisión nos pone bajo presión la mayoría de las veces. Sé que debe ser toda una tarea complicada elegir la forma de dieta cetogénica que hará según los resultados que quiere, además no quiere participar en una dieta que no le de los beneficios deseados. Por eso estoy aquí para guiarlo y ayudarlo a elegir la dieta cetogénica perfecta. Como he mencionado anteriormente, la dieta cetogénica tiene varios enfoques que incluyen:

1] La dieta cetogénica estándar

2] La dieta cetogénica dirigida

3] La dieta cetogénica cíclica

4] La dieta cetogénica alta en proteínas.

5] El Ayuno de ahorradores de proteínas modificado

Voy a explicar lo que cada uno de ellos implica, los requisitos, las normas y el tipo de personas más adecuado.

LA DIETA CETOGÉNICA ESTÁNDAR

Esta es probablemente la forma más básica de la dieta cetogénica. Es utilizado por la mayoría de las personas que participan en la dieta cetogénica. Implica la ingesta de 50 gramos de carbohidratos o menos. Esta ingesta le ayuda a permanecer en el estado de cetosis y ha sido probada y confiada con los testimonios de personas que la respaldan. La dieta cetogénica estándar es utilizada principalmente por las personas que son nuevas en la dieta. Es para la pérdida rápida de peso, es para las personas que desean mantenerse en forma y perder peso. Por lo tanto, si usted es casi obeso o siente que ha aumentado de peso recientemente. Esta es lo mejor para usted. Es bastante fácil; su suministro de energía provendría de las proteínas y grasas que usted come. Lo que requiere es una reducción drástica de las calorías y carbohidratos que ingiere. Requiere que usted aumente el número de grasas que come: esto complementará el suministro de energía que está siendo traído por los carbohidratos.

Si usted es un oficinista, esto es lo mejor para usted. Funciona sin estrés.

LA DIETA CETOGÉNICA DIRIGIDA

Si le gusta hacer ejercicio, entonces creo que le gustará ver esto. La dieta cetogénica dirigida le permite consumir de 30 a 50 gramos de carbohidratos en un día. Tal vez se esté preguntando cómo quemaría las calorías. Es muy sencillo. La TKD es principalmente para las personas que hacen ejercicio, por lo que las calorías se queman durante los entrenamientos. La ingesta de carbohidratos puede ser inmediatamente antes o después del entrenamiento. Las calorías se queman durante los entrenamientos y el ejercicio.

Si a usted no le gusta hacer ejercicio, esto realmente no es para usted. Puede ser que esté demasiado ocupado para hacer ejercicio o ir al gimnasio; entonces esto tampoco es para usted. Por lo tanto, si su trabajo requiere mucho tiempo, no se le aconseja que adopte este enfoque de la cetosis. Si tiene tiempo libre en su agenda, entonces esto está diseñado para usted.

Hay una historia de una mujer. Ella hacía mucho ejercicio, pero después de su matrimonio, dejó de hacerlo. Ganó mucho peso y no pudo mantenerse en forma de nuevo. Estaba a punto de salir a buscar trabajo, pero tenía miedo de que no sea aceptada debido a su tamaño corporal. Yo le recomendaría esto porque no sólo perderá peso y conseguirá un trabajo, sino que también podrá volver a su antiguo hobby de hacer ejercicio, que se ha dicho que mantiene alejado al médico. Así que, para mis amantes del ejercicio: esto es para ustedes.

LA DIETA CETOGÉNICA CÍCLICA

Como ya saben, la dieta cetogénica es conocida no sólo por la reducción de peso. También trata otros trastornos como la presión arterial alta, enfermedades cardíacas, cáncer, hígado graso, etc. Esta forma de dieta cetogénica es únicamente para los atletas.

Es para atletas profesionales cuyos deportes requieren mucha energía como levantadores de pesas, corredores de resistencia, futbolistas, etc. Si no eres uno de ellos, no es para ti.

Por lo tanto, no lo intente, de lo contrario no vería los resultados deseados. La dieta cetogénica cíclica requiere un alto nivel de consumo de carbohidratos, pero estos carbohidratos se queman posteriormente durante sus actividades deportivas. Necesitan consumir un alto nivel de carbohidratos durante dos días antes de su competencia con el fin de recargar completamente su almacenamiento de glucógeno. Esto realmente les ayudará en su crecimiento muscular y también en su fuerza, aunque también puede conducir al almacenamiento de grasa. Esto realmente ayudará en el estado de alerta mental, el desarrollo cognitivo y, como se ha dicho anteriormente, en la mejora del crecimiento y la potencia muscular.

Esto es principalmente para los atletas de alto rendimiento. Si usted no es uno: no lo intente porque si lo hace, no podrá quemar tal cantidad de carbohidratos y por lo tanto en lugar de perder peso, en realidad ganará más peso.

LA DIETA CETOGÉNICA ALTA EN PROTEÍNAS

Este enfoque de la dieta cetogénica es para las personas que desean eliminar el exceso de grasas. Es decir, si usted tiene sobrepeso o es obeso, esta es la dieta perfecta para usted. El objetivo de esta dieta es eliminar el exceso de grasa del cuerpo y la eliminación del exceso de almacenamiento de grasa. Esto requiere una dieta alta en proteínas y a través de esta alta proteína el exceso de grasas se elimina y mantiene la masa muscular magra. Construye la masa muscular en caso de que quiera hacer ejercicio y también elimina el exceso de grasa que ya está almacenada en el cuerpo. Lo que es sorprendente es que no sólo elimina el exceso de grasas en el cuerpo, sino que también lo utiliza como un medio de energía. Mientras hace esto, tendrá que consumir 1,5 gramos de proteína por masa muscular. Esta forma de dieta le ayuda a quemar grasas más rápido. Al mismo tiempo que pierde grasas, mantiene sus niveles de fuerza y energía.

Esta dieta es para las personas que quieren un resultado rápido para alcanzar sus metas de acondicionamiento físico. Es más como la dieta cetogénica estándar; es sólo que las proteínas son más altas.

Por lo tanto, si usted es obeso, es aconsejable que pruebe esto y verá la diferencia.

EL AYUNO DE AHORRADORES DE PROTEÍNAS MODIFICADO

Esta es una modificación muy restrictiva de la dieta cetogénica. Incluye principalmente proteínas magras y se mantiene en 600-1000 calorías al día. Está diseñada como una solución temporal para dar inicio a la pérdida de peso, mientras se preserva la masa muscular. Los que están en ella evitan la carne que tiene contenidos más altos de grasa. No agregue grasa mientras cocine y continúe evitando los carbohidratos. La grasa que producen los cuerpos cetónicos proviene principalmente de la grasa que se almacena en el cuerpo. Este modelo es grandioso temporalmente, pero no es sostenible para su estilo de vida.

Esta dieta es bastante prometedora a la luz de las personas que realmente tienen sobrepeso. La dieta sirve como una especie de truco en el esquema de reducción de peso. Pero no es realmente aconsejable incluirla en un estilo de vida a largo plazo.

Arriba hay varios enfoques de la dieta cetogénica. Hay varios requisitos e instrucciones a seguir. Todo lo que tiene que hacer es imaginarse a sí mismo en cada uno de los enfoques y ver cuál de ellos se ajusta a sus deseos con respecto a sus objetivos de acondicionamiento físico. También busque el que mejor se adapte a su horario y sea mejor para usted. Es mejor consultar a un médico o a un dietista para evitar repercusiones en su salud y bienestar. Se le han presentado todas las variables, escoja una y su vida nunca será la misma.

Capítulo Nueve: Qué comer y qué no comer

No debería ser una sorpresa para usted ver a las personas que hicieron la dieta cetogénica, pero aun así no hubo mejoría, o después de que hubo una mejoría, volvieron a su estado anterior.

No se sorprenda, porque la razón es su ignorancia o su falta de voluntad para seguir las instrucciones sobre qué comer y qué no comer.

Ha habido muchas especulaciones por todo el Internet de que uno no necesita seguir ninguna regla; usted es libre de hacer cualquier cosa siempre y cuando esté haciendo la dieta cetogénica. Es una mentira descarada y un rumor no confirmado. Ya nos referimos a algunos cuando hablábamos de los diversos conceptos erróneos sobre la dieta cetogénica.

La sensación de libertad me viene a la mente cuando empiezo a ver los maravillosos efectos de la dieta cetogénica, pero estas acciones que realizamos durante o después del programa afectan los resultados que veremos y esto puede ser desalentador.

Estoy aquí para decirle las cosas que debe hacer y las cosas que no debe hacer en absoluto durante el desafío de su dieta cetogénica.

CONTROLE LAS GRASAS QUE COME
Esta es una de las cosas que debe tener en cuenta durante el desafío de la dieta cetogénica. Usted debe vigilar extensamente el tipo de grasas que pone en su sistema. Dado que las grasas representan el 80% de las comidas, ¿no vale la pena vigilarlas?

BEBA MUCHA AGUA
Es aconsejado por médicos y profesionales de la salud que mantenerse hidratado durante la dieta ayuda en sus objetivos de reducción de peso. Mantenerse hidratado es clave para alcanzar sus metas de acondicionamiento físico.

CONSUMO DE ALCOHOL
El tema de la ingesta de alcohol ha sido controvertido por muchos académicos y profesionales. Se ha dicho que el alcohol no debe tomarse durante la dieta cetogénica. Esto se debe a la concentración de carbohidratos en la mayoría de los vinos y cervezas, pero no en todos. Algunos tipos de alcohol son realmente libres de carbohidratos y eso significa que son muy amigables. Lo que hay que tener en cuenta es la forma en que se consume. Aunque, se ha demostrado que la dieta cetogénica aumenta la resistencia que uno tiene al alcohol.

CHATARRA Y BOCADILLO NOCTURNO
Esta es una de las cosas de las que debería alejarse. Sé que es muy difícil mantenerse alejado de estas cosas porque cuando estábamos solos y nadie nos apoyaba, nos

mantenían cómodos y sintiéndonos deseados.

Pero estas cosas son las que lo llevaron a empezar a hacer la dieta cetogénica. La mayor parte del tiempo cuando se mira en el espejo, no le gusta lo que ve debido a su exceso de peso y estas son las cosas que causan el exceso de grasa.

Así que, indirectamente, lo odia, pero aún no lo sabe. Esta comida chatarra es perjudicial para su salud y puede impedirle alcanzar sus metas de acondicionamiento físico.

A largo plazo, causan diabetes, altos niveles de azúcar en la sangre, problemas renales, enfermedades hepáticas y, sobre todo, obesidad, y esto es lo que usted está tratando de prevenir.

Así que comer chatarra es como dispararse en la pierna. El tema de los bocadillos de medianoche es común para la mayoría de nosotros. A veces, sólo queremos deleitarnos con un bocadillo nocturno de pollo, papas fritas, helado, chocolates, hamburguesas y pizza, etc. Esto puede ser debido a un duro día de trabajo o a que está haciendo algo espectacular y decide darse un gusto. Esto es realmente malo y afecta su organismo. Tal vez se pregunte cómo. Déjame explicarlo.

El organismo tiene un tiempo para estar activo y tiene tiempo para descansar. Se ha dicho que el sistema digestivo descansa de 10pm-4am. Por lo tanto, tomar un bocadillo a medianoche no es sólo tomar el riesgo de indigestión, sino también desgastar los órganos del cuerpo porque no tienen tiempo para descansar. Puede ser tentador y no será fácil de dejar de hacerlo, pero considérelo como un obstáculo para alcanzar sus metas de acondicionamiento físico. No es un consejo, sino una necesidad, que deje de comer bocadillos y chatarra a altas horas de la noche. Cumplir con esto acelerará el ritmo de pérdida de peso.

COSAS PARA HACER Y NO HACER

HAGA EJERCICIO CUANDO SEA OPORTUNO

Si usted es del tipo que hace ejercicio, se recomienda que haga ejercicio junto con el desafío de dieta cetogénica. Existe la idea equivocada de que la dieta cetogénica no permite hacer ejercicios durante la misma. Esta es una mentira descarada. Hacer ejercicio durante la dieta ayuda a restaurar la masa muscular, la energía y a mantenerse en forma.

En caso de que su horario no le permita ir al gimnasio o hacer ejercicio, no es necesariamente importante entrar al gimnasio. Si no puede entrar al gimnasio, también puede comprar un DVD de ejercicios que puedes hacer en su casa.

VIGILE SUS CALORÍAS

Esto es muy importante para cumplir con éxito el desafío de la dieta cetogénica. Trate de observar el número de calorías que ingiere, ya que consumir en exceso no sólo arruinarán sus resultados, sino que también se acumularán en su organismo, lo que lo llevará a ganar más peso en lugar de perderlo. Por lo tanto, vigile su ingesta de calorías para obtener el resultado deseado.

EVITE LA COMIDA RÁPIDA

El hecho de conseguir hamburguesas fácilmente en un restaurante de comida rápida no significa que sea saludable. Los alimentos están llenos de productos químicos y conservantes. La mayoría de las veces, no usan queso real. Incluso la ensalada puede tener azúcar oculta.

No busque información sobre algo después de que haya terminado de comerlo. Busque la información antes de empezar a comer.

Capítulo Diez: Consejos sobre la dieta cetogénica

Le daré algunos consejos que le ayudarán con su desafío de la dieta cetogénica. Los consejos son una especie de atajos para tener una dieta cetogénica exitosa.

ELIMINE LOS CARBOHIDRATOS DE SU COCINA

La mayoría de las personas sólo se apegarán a la dieta cetogénica si tienen acceso a alimentos cetogénicos saludables. Esto le ayudará mucho a evitar ser presa de los alimentos concentrados en carbohidratos de su despensa. Limpie su cocina de alimentos con alto contenido de carbohidratos como pasteles, pan, papas, refrescos, arroz y dulces. Esto ayudará en gran medida a lograr la dieta cetogénica.

TENGA A MANO BOCADILLOS CETOGÉNICOS

Tener que preparar muchas comidas caseras es un gran reto para la gente que realiza la dieta cetogénica. Hay una solución para usted: ¿por qué no comer en su lugar bocadillos cetogénicos cuando tenga hambre y no esté en casa?

Usted puede comprar bocadillos cetogénicos como huevos duros hervidos, cecina de res, tocino precocido, guacamole preparado, etc., o puede tenerlos en cualquier lugar. Usted puede preparar la mayoría de ellos y esto evitará que compre bocadillos con alto contenido de carbohidratos.

COMPRE UNA BÁSCULA PARA ALIMENTOS

Esto puede sonar sorprendente, pero es bastante crucial. Como se ha dicho, *"Las gotas de agua hacen un océano"*. La cantidad de comida que usted ingiere es importante incluso en la forma más pequeña. Compre una báscula para medir sus alimentos y asegúrese de que está comiendo el tamaño apropiado, porque incluso lo mínimo puede hacer la diferencia.

Por ejemplo, 2 cucharadas adicionales de mantequilla de almendras resultan ser 200 calorías adicionales y 6 gramos de carbohidratos. No es necesario que use la báscula hasta el final de su desafío. Es sólo para que usted pueda obtener la medida adecuada y luego pueda medirlo visualmente a medida que continúa.

HAGA EJERCICIO CON FRECUENCIA

He mencionado muchas cosas. El ejercicio permite que su cuerpo descomponga el glucógeno que tiene almacenado. También le ayuda a estar en forma y saludable. También le ayuda a mantener su masa muscular y lo fortalece.

INTENTE AYUNAR DE FORMA INTERMITENTE

Este es uno de los consejos más efectivos que le puede ayudar a alcanzar sus metas de acondicionamiento físico.

Le ayuda a entrar en cetosis y a perder peso. Esto significa que usted no come nada que contenga calorías durante un período de tiempo determinado. Un estudio en Harvard ha demostrado que el ayuno intermitente manipula sus mitocondrias de una manera que la dieta cetogénica alarga su vida. Cuando deje de consumir calorías durante algún tiempo, su cuerpo comenzará a descomponer el exceso de glucosa en su cuerpo obtenido por el consumo de carbohidratos.

INCLUYA EL ACEITE DE COCO EN SU DIETA

El aceite de coco contiene grasas llamadas triglicéridos de cadena media que le ayudan a entrar rápidamente en la cetosis. A diferencia de otras grasas, los MCT se absorben rápidamente en el hígado, donde pueden utilizarse como energía o pueden convertirse en cetonas.

Preguntas Frecuentes y Respuestas

Responderé a las preguntas más frecuentes sobre la dieta cetogénica.

¿Pueden las mujeres embarazadas hacer la dieta cetogénica?

La dieta cetogénica ha parecido segura en las mujeres que la han hecho y a los médicos que la han administrado a sus pacientes durante el embarazo. No puedo decir que sea correcto porque no hay ninguna investigación o estudio científico que lo haya demostrado. Por lo tanto, hay una falta de conocimiento al respecto. La dieta cetogénica puede ser muy útil en caso de diabetes gestacional. Por lo tanto, se aconseja tener precaución con una dieta cetogénica durante el embarazo, a menos que exista un beneficio que desee obtener mientras lo hace en su caso.

¿A qué nivel deben estar mis cetonas durante la cetosis?

Sus cetonas deben estar por encima de 0,5 mmol/l, esto es en general.

¿Puedo desarrollar músculos mientras hago mi dieta cetogénica?

¡Pues claro! Incluso se aconseja hacerlo, pero no es obligatorio. Usted puede hacer esto yendo al gimnasio para hacer ejercicio; incluso puede comprar el DVD de entrenamiento si no tiene tiempo para ir al gimnasio. Como he dicho antes, no es obligatorio.

¿Cuánto tiempo puedo estar en la dieta cetogénica?

¡Tanto como lo desee! Es por eso que la dieta cetogénica a menudo se denomina cómo un estilo de vida. Puede hacerla todo el tiempo que lo desee.

¿Cuánto tiempo se tarda en tener cetosis?

Esta es una pregunta popular entre aquellos que están comenzando la dieta cetogénica. En realidad, varía de dos semanas o más. Las personas con más resistencia a la insulina suelen tardar más tiempo antes de llegar a la cetosis. Las personas delgadas y jóvenes generalmente llegan a la cetosis más rápido.

Conclusión

Esto nos lleva al final de nuestro libro. Sé que de una forma u otra ha entendido y obtenido las herramientas perfectas para ayudarle a superar el desafío de su dieta cetogénica.

No es tan fácil. Es como conducir un coche: al principio, es muy difícil de comprender y viene a la mente el miedo a chocar. Entonces, cuando empieza a conducir, el camino parece confuso. Este libro servirá como una herramienta que usted usará para saber perfectamente cómo conducir a través de las probabilidades y llegar a la línea de meta.

Cuando empiece a aprender a conducir, no sabrá inmediatamente cómo adelantar, cambiar de carril y cómo usar los dispositivos del coche, cómo dar marcha atrás e incluso cómo tocar la bocina. Todo es un aprendizaje. Como dije antes, *"el viaje de las mil millas comienza con un paso"*. Es un paso tras otro y este libro le ayudará y guiará a través de este viaje.

Ha sido un gran placer para nosotros impartir y encender la antorcha que señala el camino para ustedes. Estamos encantados de que este libro haya sido una herramienta para modificar su vida y llevarlos través de la línea de meta en este viaje de mil millas.

La dieta cetogénica, si no es la mejor, es una de las mejores maneras de reducir el peso corporal y el exceso de grasa. Fue diseñada para el tratamiento contra las convulsiones, pero aunque era desconocido para la humanidad; es como una cebolla de bendiciones. Dentro de ella, hay muchos beneficios y capas de tratamiento. Ha sido probada y muchos científicos de todo el mundo confían en ella.

Asegúrese de visitar a su médico para que usted asegurarse de estar en forma para este increíble camino porque también se necesita el punto de vista de un experto.

Gracias por leer nuestro libro y asegúrese de compartir este gran tesoro con todos los que lo rodean porque con esto el mundo puede ser un lugar mejor. Deje que la dieta cetogénica sea parte de usted porque la dieta cetogénica no es una dieta, ¡es un estilo de vida!

¡Muéstrele al mundo el estilo de vida!

Ayuno Intermitente *para Mujeres*:

El Poderoso Secreto y Plan de Alimentación para las Mujeres que Quieren Perder Peso con la Dieta Cetogénica,

Sanar sus Cuerpos y Vivir de Forma Saludable a través del Ayuno Intermitente.

Por: Amy Moore

Introducción

Felicitaciones por descargar *"Ayuno Intermitente: La Guía para Mujeres Principiantes que Desean Perder Peso y Quemar Grasa con la Dieta Cetogénica*, y gracias por hacerlo.

Hay algo que debe haber despertado su interés en el ayuno intermitente, y espero poder dar una idea de por qué el ayuno intermitente es un estilo de vida que cualquiera puede y debe hacer.

Hay muchas personas que tienen problemas con su peso. Saltan entre una dieta de moda y otra obteniendo de resultados limitados a ninguno. Algunas personas pueden ir al gimnasio una semana y luego otras semanas no van en absoluto. No tienen ninguna motivación o deseo de estar sanos. Otras personas están tan ocupadas con sus familias y carreras que no tienen tiempo para prestar atención a su salud, especialmente a su dieta. Estas personas compran comida rápida de camino al trabajo y de camino a casa, y sus cuerpos están sufriendo un gran impacto. Otras personas están interesadas en estar sanas pero no tienen idea de por dónde empezar. Todo el mundo sabe que se debe priorizar la salud, pero si nunca ha conocido o visto practicar hábitos saludables, empiezan a correr como pollos con la cabeza cortada. Sintiéndose desanimados por no saber por dónde empezar con su salud (si es que les importa), todas estas personas simplemente se rinden y sucumben a un estilo de vida de alimentación y hábitos poco saludables. Todos nosotros hemos sido una de estas personas alguna vez en la vida. Tal vez usted es una de esas personas que ha tocado fondo, y sabe que tiene que hacer algo con respecto a su salud o sufrirá graves consecuencias. No busque más; la solución que está buscando está en camino.

Hay una manera de controlar su peso y de ser la persona sana que usted sabe que puede ser. Este método también funciona para personas que ya están sanas. La manera más fácil de estar saludable es controlando su dieta. Si usted puede controlar su dieta, ganar o perder peso se vuelve mucho más fácil. Incluso para aquellos que han tenido dificultades con su dieta, hay ayuda disponible. La manera más fácil de controlar su dieta es por medio del ayuno intermitente. El ayuno intermitente se trata de limitar el tiempo en el que come, enfocándose en comer alimentos saludables. En última instancia, el ayuno intermitente le ayuda a mantener un control saludable de las porciones y funciona como una mejora general para la salud. Le ayuda a combatir los antojos de azúcar y las enfermedades inflamatorias desagradables que pueden perjudicarlo de por vida.

El ayuno intermitente es fácil, simple y una forma relativamente indolora de llevar un estilo de vida más saludable. Una vez que entienda los principios básicos, podrá encontrar maneras de incorporar los cambios en su estilo de vida para obtener el máximo beneficio para su salud. Con este libro, ya no hay excusas que le impidan comprometerse con este estilo de vida. Todo lo que necesita para comenzar y mantener el ayuno intermitente está descrito de manera clara y sencilla en este libro. Este libro agradece ser parte de su transformación y compromiso con un estilo de vida más saludable. Gracias por hacer un compromiso consigo mismo y con las personas que se preocupan por usted. Cuando termine de leer, podrá hablar del ayuno intermitente con facilidad y convicción como un practicante orgulloso.

En los siguientes capítulos se discutirá todo lo que necesita saber sobre el ayuno. El Capítulo 1 explora qué es el ayuno y por qué es bueno para usted. El Capítulo 2 explica cómo ayunar intermitentemente y cómo usar la dieta cetogénica durante el ayuno. En el Capítulo 3 se discuten diferentes métodos de ayuno, y en el Capítulo 4 se dan consejos y respuestas a las preguntas más frecuentes sobre el ayuno. El Capítulo 5 le ofrece algunas recetas cetogénicas fáciles que le ayudarán a comenzar su viaje con el ayuno intermitente. Asegúrese de tomar nota de la información que le resulte más interesante. Le ayudará a encontrar la información más fácilmente si desea consultarla más adelante. "¡Feliz lectura!" Para cuando termine, espero poder decir: "¡Feliz ayuno!"

Hay muchos libros sobre este tema en el mercado, ¡gracias de nuevo por elegir éste! Se ha hecho todo lo posible para que esté lleno de información útil, ¡por favor, disfrútelo!

Capítulo 1: ¿Qué es el ayuno?

¿Por qué se interesaría en el ayuno? ¿Por qué alguien renunciaría a sus alimentos favoritos para estar más saludable? Este capítulo le explicará todo lo que significa ayunar y le mostrará las ventajas que el ayuno puede tener en su vida. El ayuno ha sido importante para muchas culturas en todo el mundo. Este capítulo le dará un breve resumen de lo que es el ayuno, una breve historia y terminará con los muchos beneficios que tiene para las personas que desean perder peso, controlar la diabetes tipo 2, verse más jóvenes y mejorar su salud cardíaca. El capítulo terminará con una precaución para los grupos de personas que probablemente deberían evitar el ayuno.

El ayuno y la inanición a menudo se pueden mezclar, pero son diferentes. Cuando una persona se muere de hambre, no tiene nada que comer, mientras que el ayuno tiene el propósito de prescindir de la comida. El hambre está fuera del control de la persona; una persona hace ayuno está en control. Mucha gente ha reportado claridad mental, mejoría con los problemas digestivos, pérdida de peso, sueño más fácil y una forma más simple, limpia y conveniente de comer como algunos de los beneficios del ayuno. También es importante tener en cuenta que el ayuno intermitente no es sólo una dieta. Es un cambio de estilo de vida en el que se come específicamente durante un período de tiempo determinado y se permanece sin comer durante otro período de tiempo determinado. Dependiendo de los resultados que desee, puede hacer que su ventana de tiempo para comer sea más grande o que su ventana de tiempo cuando no come sea más grande.

El ayuno es tan antiguo como la humanidad misma. Durante mucho tiempo ha sido promocionado por sus beneficios para la salud del cuerpo y el bienestar espiritual. Los beneficios del ayuno están conectados a nuestro cuerpo como un mecanismo biológico contra la enfermedad. Piense en la última vez que estuvo muy enfermo. ¿Sentía ganas de comer? ¡Por supuesto que no! De hecho, cuando usted comía, probablemente quería vomitar cualquier alimento que comía. Por lo tanto, el ayuno es una manera biológica de proteger el propio cuerpo cuando uno está enfermo. No sólo como una respuesta biológica automática a la enfermedad, sino que el ayuno también era un remedio muy conocido para las enfermedades, cuando se mira la historia antigua Los filósofos griegos a menudo consideraban el ayuno intermitente como una solución para curarse de alguna enfermedad. Documentos antiguos muestran que muchos médicos prescribían el ayuno como una forma de tratar la enfermedad. A pesar de la falta de herramientas modernas, es absolutamente asombroso cómo los médicos sabían que el ayuno y sus diferentes variaciones eran una forma segura de tratar las enfermedades.

Además, el ayuno es una solución común para aumentar la concentración o la devoción en el reino espiritual. Ezra Taft Benson, políticos y líderes religiosos estadounidenses tenían razón al describir los beneficios mentales y de salud del ayuno intermitente. Muchas religiones practican alguna forma de ayuno como una forma de conectarse con lo Divino. Los cristianos han ayunado como una manera de aclarar la confusión mental y realinear su propósito espiritual. Los musulmanes ayunan cada año durante el Ramadán como una forma de limpieza espiritual. Otros han utilizado el ayuno para tomar posiciones políticas, lo cual demuestra el poder que tiene el ayuno sobre los demás como muestra de solidaridad con cuestiones importantes en las que uno cree. Algunas culturas, como los italianos y otros países europeos, suelen tener un almuerzo pesado y un desayuno o cena liviana, que es una forma de ayuno intermitente. Los italianos son a menudo elogiados en todo el mundo por su dieta y muchos otros tratan de emularla en su vida cotidiana. Como puede ver, el ayuno ha estado en todas partes y es una parte importante de la experiencia humana.

El ayuno intermitente es superior a otros métodos de dieta debido a que es un estilo de vida. A diferencia de seguir una dieta durante un corto período de tiempo para ver resultados limitados, el ayuno intermitente es una opción de estilo de vida que se puede mantener todos los días. El propósito principal de una dieta es, a menudo, perder peso. Sin embargo, con el ayuno intermitente, perder peso es sólo un beneficio de este estilo de vida. El ayuno intermitente tiene numerosos beneficios y la pérdida de peso es sólo un extra. El ayuno intermitente se ha relacionado con el mejoramiento de la salud mental, las enfermedades crónicas y las enfermedades cardíacas, e incluso ha ayudado a prevenir ciertos tipos de cáncer y convulsiones. El cambio de estilo de vida y los beneficios de salud extendidos son lo que hace que el ayuno intermitente sea superior a otras dietas y métodos. Lo mejor del ayuno intermitente es que, una vez que se adquiere el hábito de hacerlo, los resultados de salud permanecen con usted durante años. Usted no tiene que preocuparse de entrar en el horrible ciclo de subir y bajar de peso. El ayuno intermitente es un hábito que es inherentemente saludable y más fácil de mantener durante largos períodos de tiempo porque es algo que se hace todos los días sin tener que pensar en ello. También puede moldearlo para que se adapte a un estilo de vida más agitado o más relajado.

Aunque la ciencia todavía está estudiando todos los beneficios del ayuno intermitente, lo mejor del ayuno intermitente es que los antiguos ya conocían los resultados. Ya sea para curar enfermedades o para aumentar el bienestar mental y espiritual, el ayuno intermitente es un enfoque de varios niveles para curar todo el cuerpo. Ahora es el momento de entrar en contacto con la sabiduría de nuestros antepasados y volver a este estilo de vida que ha demostrado ser beneficioso tanto para nuestros antepasados humanos como para las personas modernas. Si usted está buscando una manera de mejorar su cuerpo y mente al mismo tiempo, entonces el ayuno intermitente es exactamente lo que necesita para hacerlo. Si se hace correctamente, es tan seguro como otros métodos de dieta y tiene el potencial de que logre practicarlo mucho más tiempo que las dietas de moda.

Hay muchas razones por las que la gente decide ayunar. El principal atractivo para muchos es la posibilidad de perder peso. El ayuno no sólo le ayuda a perder peso, sino que también le ayuda a perder peso en uno de los lugares más difíciles: su estómago. ¡Cuántos de nosotros hemos luchado para tratar de perder esos michelines y esa panza! No tema, el ayuno intermitente es la solución que ha estado buscando para resolver estos problemas. Debido a que el ayuno intermitente inherentemente restringe su ingesta de comidas a una determinada ventana de tiempo, usted ya está reduciendo su consumo calórico diario. Cuando hace eso, termina perdiendo peso. Sin embargo, lo que hace que el ayuno intermitente sea más efectivo es que el ayuno hace que las hormonas de pérdida de peso se aceleren. Cuando usted está en un estado de ayuno, su cuerpo obtiene energía de sus reservas de grasa y no de los alimentos que está comiendo. Esto, a su vez, aumenta su metabolismo. Así que, ¿qué es el metabolismo? Esa es la velocidad a la que usted quema calorías. Usted puede perder calorías ya sea comiendo menos alimentos o haciendo que su cuerpo utilice la grasa almacenada, que es lo que hace el ayuno intermitente, una ganancia definitiva.

Además, el ayuno intermitente le ayuda a no perder tanto músculo en comparación con el ayuno. Cuando todavía tiene algún tipo de músculo en su cuerpo, sus músculos trabajan más duro que la grasa para aumentar su metabolismo, por lo que está perdiendo peso mientras realiza actividades limitadas. Cuando sus músculos están acostumbrados a este método de alimentación, usted está esencialmente comiendo para perder peso, lo cual es extremadamente útil a largo plazo para tratar de mantener un peso y un estilo de vida saludables. Otra hormona que se ve afectada por el ayuno intermitente es la leptina. Esta hormona le dice a su cerebro, el cual luego le dice a su cuerpo, cuándo usted tiene hambre. Si usted es obeso, esta hormona es hiperactiva. Su cuerpo procesa esta señal de hambre sin importar si usted tiene hambre o no, lo que causa que coma en exceso. Por lo tanto, la comida y la energía extra le hacen ganar peso. Cuando ayuna, ayuda a mejorar su sensibilidad a la leptina, para que su cuerpo esté más en sintonía con los desencadenantes del hambre, como la grelina. El ayuno intermitente envía a su cerebro indicadores más medidos del hambre, para que no esté comiendo en exceso. Sin embargo, es importante seguir un patrón de ayuno, especialmente si es un ayuno intermitente, para evitar un aumento del cortisol, que puede llevar a más estrés o insomnio si usted no es consistente con su período de ayuno.

Otra razón por la que las personas ayunan es para controlar la diabetes tipo 2. La diabetes es una enfermedad crónica que ocurre cuando el cuerpo de una persona no es capaz de enviar glucosa o azúcar en la sangre a su cuerpo. La glucosa es lo que su cuerpo consume y para obtener esa glucosa su cuerpo necesita insulina. Las personas con diabetes tipo 1 no producen insulina en absoluto. Mientras que las personas con diabetes tipo 2 producen insulina, pero sus cuerpos no usan la insulina tan eficientemente como debería. A medida que la diabetes tipo 2 progresa, las personas tienden a no producir insulina en absoluto. El Dr. Jason Fung hizo un estudio en el que tres hombres ayunaron durante 10 meses. Dos de los hombres ayunaban cada dos días. Y un hombre ayunaba tres días a la semana. Los días que los hombres ayunaban, podían tomar bebidas bajas en calorías como café, té y agua. También podrían comer una comida baja en calorías.

Al final del estudio, dos de los hombres no necesitaron tomar ninguno de sus medicamentos para la diabetes. El último hombre había dejado de tomar cuatro de los cinco medicamentos que estaba tomando para controlar su diabetes. El Dr. Fung afirma que el ayuno puede ser útil para las personas con diabetes tipo 2. Sin embargo, otros médicos advierten a las personas que asumen este estudio como la verdad absoluta, ya que el estudio sólo se limitó a tres personas.

Sin embargo, los resultados parecen bastante prometedores. Lo más importante de este estudio fue que el Dr. Jason Fung demostró que el ayuno tiene un efecto positivo en el control de la diabetes. En el futuro, el ayuno se utilizará muy probablemente como una manera importante de regular, si no de curar, la diabetes tipo 2. Una consideración importante antes de ayunar es recordar que si está tomando medicamentos para la diabetes tipo 2, debe consultar con su médico antes de intentar ayunar para controlar su diabetes tipo 2.

Otra razón por la que las personas eligen ayunar es para mejorar su apariencia física. El ayuno reduce el estrés oxidativo. Para entender cómo funciona el estrés oxidativo, primero debemos definir rápidamente lo que son los radicales libres. Los radicales libres son átomos en su cuerpo que son inestables. Para estabilizarse, los radicales libres tienen que unirse a otras dos sustancias en su cuerpo para estabilizarse. Cuando los radicales libres se unen con otras sustancias en su cuerpo, causan estrés oxidativo. Por lo tanto, el estrés oxidativo puede hacer que las células se descompongan en su cuerpo y puede resultar en problemas tales como inflamación, arrugas y enfermedades o incluso enfermedades crónicas. Cuando ayuna, ayuda a su cuerpo a prevenir la formación de estos radicales libres que pueden destruir su cuerpo de muchas maneras. El ayuno intermitente también aumenta la hormona de crecimiento humano, que aumenta la producción de colágeno del cuerpo. Más colágeno significa que su cuerpo tendrá una piel más joven.

Además, el ayuno aumenta el proceso de autofagia, que es cómo su cuerpo se repara a sí mismo haciendo células más nuevas y saludables. Cuando usted tiene células más nuevas y saludables, su piel mejora. El ayuno también ayuda a disminuir los líquidos que se acumulan debajo de la piel, lo que también mejora su apariencia general, ya que la sal es eliminada de su cuerpo cuando ayuna. Menos sal en su cuerpo mejora su apariencia y retrasa el proceso de envejecimiento.

El último gran beneficio del ayuno que se explorará en este capítulo es cuando las personas ayunan para mejorar su salud cardíaca. La presión arterial alta, el colesterol, la diabetes y la obesidad son indicadores de problemas cardíacos de salud. El ayuno ayuda a reducir todos estos riesgos. Sin embargo, el ayuno puede causar un desequilibrio de sus electrolitos, así que cuando una persona ayuna, debe asegurarse de que está consumiendo suficientes electrolitos para no afectar negativamente su salud cardíaca. Más adelante en el libro ahondaremos en el tema de los electrolitos.

Antes de que el capítulo termine, debemos dar una precaución. Algunas personas no deberían ayunar. Éstas incluyen personas con antecedentes de trastornos alimentarios, mujeres embarazadas, mujeres que amamantan, adolescentes, niños y personas con diabetes tipo 1. Las personas con enfermedades crónicas o incluso cánceres también deben consultar con sus médicos antes de ayunar. La regla general es consultar siempre con cualquier profesional de la salud antes de comenzar a ayunar. Aunque es estupendo tener el deseo de querer hacer ayuno intermitente, antes de comenzar, primero debe consultar con su médico antes de embarcarse en el viaje del ayuno, sin importar si está saludable o no. Esto es importante para asegurarse de que está ayunando de manera saludable y segura. El ayuno no debe hacerle sentir mal. Usted sentirá hambre, pero si en algún momento comienza a sentirse raro mientras ayuna o se encuentra con algún problema, mantenga abierta la línea de comunicación con su médico o proveedor de atención médica preferido.

Ahora que usted conoce todos los beneficios y la historia del ayuno, ¡es hora de aprender una de las mejores maneras de ver grandes cambios positivos con el ayuno intermitente al combinarlo con la dieta keto! Voltee la página para obtener más información.

Capítulo 2: ¿Qué es la dieta cetogénica y cómo funciona con el ayuno intermitente?

El ayuno intermitente es cuando usted simplemente evita comer alimentos por un cierto período de tiempo. Hay muchos métodos diferentes de ayuno intermitente que usted puede elegir y que serán explorados en el próximo capítulo. Para mejorar los resultados que las personas obtienen del ayuno intermitente, muchos deciden hacer la dieta keto o una dieta vegana o vegetariana. Estoy seguro de que ha oído hablar de la dieta keto. Ahora es el momento de aprender más sobre el tema.

¿Qué es la dieta Keto?

La dieta keto es una dieta baja en carbohidratos que ayuda a prevenir ciertas enfermedades y a perder peso. Se sabe que ayuda a las personas a controlar su diabetes tipo 2 y, en algunos casos, su epilepsia. Algunas personas eligen eliminar los carbohidratos por completo, mientras que otras limitan su consumo de carbohidratos.

La palabra principal en la dieta keto es 'Keto'. Las cetonas son un tipo de combustible que su cuerpo utiliza cuando su nivel de azúcar o glucosa en la sangre (el tipo de azúcar que se obtiene de carbohidratos como los granos y los almidones) son escasos. Su cuerpo puede producir cetonas cuando usted come una cantidad limitada de carbohidratos y una cantidad moderada de proteínas.

Su cuerpo puede producir cetonas a partir de la grasa; y luego su cuerpo puede utilizar las cetonas como fuente de energía, especialmente para su cerebro. Nuestros cuerpos siempre están trabajando, y nuestro cerebro aún más, por eso necesita energía. Nuestro cerebro puede funcionar con glucosa y cetonas.

Cuando una persona hace la dieta keto, funcionan en base a la grasa, lo cual les ayuda a perder peso. Cuando su cuerpo crea cetonas, usted entra en cetosis, lo que significa que su cuerpo está quemando grasa de manera efectiva la mayor parte del tiempo. La manera más fácil de llegar a este estado es ayunando.

Debido a que una persona es incapaz de ayunar todo el tiempo, hacer una dieta keto le ayuda a estar en cetosis la mayor parte del tiempo. La pérdida de peso no es el único beneficio de la dieta keto. Muchas personas se benefician de la forma en que la dieta keto puede ayudar a tratar ciertas enfermedades. Algunas de las enfermedades que la dieta keto ayuda a tratar previenen o disminuyen el factor de riesgo de que ocurran las siguientes.

- Enfermedad de parkinson - La dieta keto no ha demostrado ayudar a mejorar los síntomas de esta enfermedad.
- Enfermedad cardíaca - La dieta keto mejora los factores de riesgo como el azúcar en la sangre, la presión arterial, y los niveles de colesterol HDL en el cuerpo lo cual puede ayudar a una persona a mejorar sus factores de riesgo ante las enfermedades cardíacas.

- Acné - La dieta keto mejora la ingesta de azúcar puede ayudar a una persona a mejorar y prevenir el acné.
- Lesiones cerebrales - Puede ayudar en la recuperación después de lesiones cerebrales.
- Síndrome de ovario poliquístico - Dado que la dieta keto reduce los niveles de insulina, se ha demostrado que ayuda a las personas con síndrome de ovario poliquístico.

Cómo hacer la dieta Keto junto con el ayuno intermitente

Cuando se practica la dieta keto, se deben evitar los siguientes alimentos.

- Azúcar - Esto incluye bebidas azucaradas, postres, comida chatarra y bocadillos.
- Tubérculos de raíz y vegetales - Zanahorias, batatas, papas y chirivías.
- Fruta - Debido al alto contenido de azúcar, usted querrá limitar las frutas.
- Salsas y condimentos - Esté atento a ciertas salsas y condimentos porque pueden contener grasas y azúcar no saludables.
- Grasas insalubres - Trate de evitar las grasas procesadas y la mayonesa.
- Alcohol - Debido a que el alcohol contiene muchos carbohidratos, usted querrá evitarlos.

En el lado positivo, usted puede ingerir mucha comida mientras hace la dieta keto. Esos alimentos incluyen:

- Nueces y semillas - Las semillas de chía, las semillas de calabaza, las semillas de lino, las nueces de nogal y las almendras son excelentes para comer.

- Carne - Pollo, pavo, salchicha y tocino son algunas de las carnes que puede comer.
- Pescado graso - Trucha, caballa, atún y salmón, por nombrar algunos.
- Huevos - ¡Coma todos los huevos que quiera!
- Vegetales bajos en carbohidratos - Tomates, vegetales verdes, pimientos y cebollas, ¡están disponibles!
- Aceites saludables - El aguacate y el aceite de oliva son excelentes.

Lo bueno de la dieta cetogénica es que puede combinarla con el ayuno intermitente para obtener los resultados que desea. El siguiente capítulo entrará en más detalles sobre los diferentes métodos de ayuno intermitente que puede practicar con la dieta keto.

Capítulo 3: Diferentes métodos de ayuno

Ahora que hemos discutido los antecedentes del ayuno, es importante ofrecer consejos prácticos sobre cómo empezar. Este capítulo está dedicado a darle consejos que pueden ayudarle a lidiar con el hambre y sobrevivir el proceso de ayuno. Se prestará atención a los diferentes ayunos que son posibles, incluyendo los ayunos intermitentes y otros ayunos. Terminaremos con una lista de líquidos que usted debe tomar para hacer frente al ayuno a largo plazo. Para comenzar el proceso, hay tres pasos que puede seguir.

Algunas personas piensan que se necesita mucho tiempo y un gran presupuesto para comenzar el ayuno intermitente. La verdad es que no necesita ninguna de esas cosas. Sólo necesita la determinación y la fuerza de voluntad para empezar. Esencialmente, usted puede comenzar con 3 pasos sencillos.

1- Elija el método de ayuno que quiere seguir. Hay muchos métodos diferentes de ayuno entre los que puede elegir. Una vez que elija uno, enfóquese en él y comience el proceso. No se sienta obligado a seguir con un método de ayuno si sabe que su cuerpo está respondiendo negativamente. Siempre puede escoger un método diferente a seguir.

2- Calcule sus calorías y asegúrese de tener una dieta bien balanceada. Cree un plan de comidas. Decida si quiere ser vegetariano o vegano para obtener resultados más intensos. No subestime la importancia de contar sus calorías. Tomarse el tiempo para planear sus comidas y asegurarse de que sus calorías no superen su máximo calórico diario o estén muy por debajo de éste será la diferencia entre poder hacer un ayuno intermitente correctamente o no. Algunas personas comen demasiado o muy poco. No se convierta en esa persona que ayuna, pero que sigue comiendo comidas dañinas.

3- Decida qué ejercicios quiere hacer los días que no esté ayunando. Si va a hacer ejercicio mientras ayuna, asegúrese de elegir métodos que sean conducentes a sus días de ayuno. Tómelo con calma en los días que está ayunando y vaya más duro en los días que no está ayunando. Si necesita un poco más de energía para los días que hace ejercicio, pruebe la carga de carbohidratos, que se trata de aumentar el volumen de carbohidratos en sus comidas para ayudarlo a pasar por el entrenamiento. Para ayunos más largos, no se preocupe por tratar de hacer ejercicio mientras ayuna.

El resto del libro entrará en más detalles sobre estos tres pasos diferentes. Siéntase libre de tomar notas para que pueda regresar y leer la información resaltada. No se sienta presionado a ser inmediatamente perfecto desde el primer día. Este estilo de vida es un proceso, y usted puede aclimatarse lentamente a él. Cuando usted se presiona innecesariamente, añade un estrés innecesario que puede retrasar u obstaculizar sus resultados. Recuerde que se supone que esto es divertido y que se trata de ser una persona más saludable. Mantenerse feliz y positivo asegurará que usted estará ayunando por muchos años.

Elija su método de ayuno intermitente

Ahora, ¿qué hay de todos esos métodos de ayuno de los que seguimos hablando? Comenzaremos hablando del ayuno intermitente primero. El ayuno intermitente es comer durante ciertas ventanas de tiempo y luego no comer durante otras. Puede sonar complicado, pero en realidad no lo es. La mayoría de la gente ha hecho algún tipo de ayuno sin siquiera saberlo. La manera más fácil de practicar el ayuno intermitente es omitir la comida que sea más fácil para usted de acuerdo a su horario actual. Esta versión se llama ayuno espontáneo. Tal vez tenga prisa y se olvide de desayunar. ¡Acaba de ayunar intermitentemente! Tal vez se esté preparando para una reunión muy importante y decida saltarse el almuerzo. Sí, acaba de ayunar intermitentemente. El ayuno espontáneo intermitente es muy fácil de hacer, y a menudo, muchos lo practican sin saberlo. Para que este método sea más efectivo, en lugar de perderse una comida por accidente, la perderá a propósito. Si ya está haciendo esto accidentalmente, entonces puede afinarlo para que se convierta en su método oficial de ayuno intermitente. Este es definitivamente uno de los métodos más fáciles de hacerlo ya que sucede sin que tenga que pensarlo. Sin embargo, hay otros métodos que usted definitivamente puede considerar, también.

La siguiente versión del ayuno intermitente se llama La Dieta del Guerrero. Cuando usted practica esta versión de ayuno intermitente, sólo puede comer trozos pequeños de frutas y verduras crudas durante el día, y luego puede comer una comida grande por la noche. La comida principal que usted come debe limitarse a unas 500-600 calorías para las mujeres y 800-900 calorías para los hombres. Los musulmanes practican una versión de este ayuno intermitente durante el Ramadán, cuando renuncian a comer durante el día y sólo comen después de la puesta del sol.

El ayuno de cada dos días es, tal como lo dice el nombre, cuando se ayuna cada dos días. Durante esta versión de ayuno, usted come una cantidad limitada de comidas durante sus días libres y en los días en que se le permite comer, puede simplemente comer regularmente. Una versión similar de este método de ayuno intermitente se llama el 5:2. Durante este método, usted come durante 5 días completos, y ayuna durante 2 días comiendo solamente un total de 500 a 600 calorías los días que está en ayunas. Para las mujeres, si usted está usando este método, se aconseja que coma 500 calorías, y para los hombres, se aconseja que coma 600 calorías. Puede dividir sus comidas más pequeñas en dos comidas de 300 o 250 calorías respectivamente. El truco al usar este método es comer la misma cantidad que comería regularmente los días que pueda comer. Usted tampoco quiere ayunar durante dos días seguidos, especialmente para las mujeres. Se aconseja separar los días de ayuno durante la semana para que los dos días de ayuno no sean uno después del otro. Con este método de ayuno intermitente, es extremadamente importante que planifique sus comidas para asegurarse de que está alcanzando su límite calórico. Este método requiere que usted esté atento a la planificación de sus comidas para no estar comiendo en exceso o por debajo de lo normal. Este método definitivamente puede ser más desafiante al principio, pero una vez que se acostumbre a hacerlo, será mucho más fácil.

Una de las versiones más populares del ayuno intermitente se llama ayuno 16/8. Mientras hace este tipo de ayuno, sólo puede comer durante un período de 8 a 10 horas y luego ayuna las otras 16 horas del día. Los horarios populares para ayunar pueden ser de 10 a.m. a 6 p.m., o de 9 a.m. a 5 p.m., o incluso de 11 a.m. a 7 p.m. Este método de ayuno es beneficioso porque usted puede seguir sus ciclos naturales de hambre. Algunas personas nunca tienen hambre por las mañanas, por lo que pueden prescindir del desayuno. A algunas personas no les gusta comer después de una cierta hora por la noche, por lo que omiten la cena. Al usar este método de ayuno, usted puede agregar el ayuno intermitente a su estilo de vida sin tener que hacer ajustes mayores. Para llevar este método al siguiente nivel, algunas personas ayunan durante 20 horas y sólo comen durante un período de 4 horas.

Cuanto más ayune, más podrá potencialmente perder peso, siempre y cuando se asegure de comer saludablemente durante sus horas de alimentación. Uno de los métodos de ayuno intermitente más difíciles es el ayuno de 24 horas. Algunas personas ayunan desde la cena de un día hasta el final del día siguiente, o desde el desayuno de un día hasta el desayuno al día siguiente. Para los principiantes, probablemente es mejor empezar con una ventana más pequeña y avanzar hasta llegar a no comer por períodos más largos de tiempo. Sólo los ayunadores más avanzados y decididos deberían intentarlo inicialmente. Este método también requiere mucha fuerza de voluntad y autocontrol. Las personas que son nuevas en el ayuno intermitente puede que lean esto y piensen: '¿Qué clase de persona practica este método de ayuno intermitente?' Claro, los actores y actrices pueden usar este método para prepararse para los papeles de una película, pero mucha gente común también lo usa. Se sorprenderá de que sea muy conveniente y que mucha gente lo sigue. A medida que se vaya familiarizando con el ayuno intermitente, es posible que encuentre que también prefiere la Dieta del Guerrero en lugar de los diferentes métodos de ayuno intermitente.

Otro ayuno intermitente popular, sobre el cual se han hecho la mayoría de las investigaciones, es el ayuno de un día sí y otro no, o ayuno diario alternado (ADF, por sus siglas en inglés).

No deje que el nombre lo engañe. El ayuno diario alternado es similar a la dieta 5:2 en que usted puede comer hasta 500 calorías en los días que ayuna. La única diferencia es que usted ayuna durante días alternados 2 veces a la semana como en las dietas 5:2. El ayuno intermitente es generalmente menos de 24 horas, pero hay quienes han tenido un éxito rotundo con dietas más largas, específicamente, ayunos de 24 horas, 36 horas, 42 horas y 2 semanas.

Si en algún momento se siente cómodo con los ayunos intermitentes, puede considerar cambiar a ayunos prolongados, comenzando con al menos 24 horas.

Antes de comenzar un ayuno extendido, asegúrese de haber consultado con un profesional médico y de estar cómodo con sus razones para hacer el ayuno. Una vez que haya resuelto esto, podrá tomar acción para prepararse para el ayuno. Usted debe entender que el ayuno prolongado es perfectamente seguro y le hará reevaluar cómo piensa acerca del hambre. Cuando termine con su ayuno extendido, ya no pensará en el hambre como algo negativo. A lo mejor puede pensar en ello como una manera de mejorar su salud mental. Y aceptar el hambre por lo que es - un breve momento que puede dominar. Cuando decida hacer un ayuno prolongado, no tenga miedo del hambre, más bien busque la manera de dominarla.

Ayuno de 24 horas
Una de las maneras más fáciles de entrar en un período de ayuno más largo es empezar con un ayuno de 24 horas. Un ayuno de 24 horas es ideal para darle a su cuerpo físico un 'reseteo'. Ayuda a restablecer el sistema para

problemas relacionados con el apetito, el intestino y la energía. Cuando comience este ayuno, querrá seguir con su rutina regular. Cuando ayune durante 24 horas o más, trate de mantenerse alejado de los alimentos para que no se sienta tentado, y trate de mantener su mente despejada para no pensar en los alimentos. Recuerde, cualquiera puede ayunar hasta tres días sin ninguna supervisión médica. Si usted está haciendo un ayuno diario alternado o un ayuno de 5:2, puede hacer la transición lentamente a un día completo de no comer.

La noche antes de comenzar su ayuno es muy importante, así que asegúrese de comer una comida balanceada. Levántese y empiece el día como de costumbre. Incluso puede empezar con té, agua o café. Y realice sus actividades normales. Para cuando termine, notará que sus 24 horas han pasado rápidamente. Una vez que sea hora de romper el ayuno, no haga una comida enorme. Empiece a introducir las comidas poco a poco, para que no se enferme. Comience tomando un buen vaso de agua tibia con limón que preparará su estómago para la próxima comida. Espere treinta minutos y luego coma un bocadillo bajo en carbohidratos. Espere otros treinta minutos y luego coma una comida bien balanceada. Además, no exagere con la comida. Después de cualquier ayuno, no coma todo lo que vea para evitar aumentar de peso innecesariamente. Controle sus impulsos para que pueda sacar el máximo provecho de su ayuno. Además, no se alarme si tiene que ir más al baño después de ayunar. Es la reacción natural de su cuerpo al aumento del metabolismo, lo cual puede ocurrir después de un ayuno. Puede tomarse un probiótico antes de comer para tratar de regular ese impulso.

Ayuno de 36 horas

Un ayuno de 36 horas es extremadamente útil para aquellos que tienen diabetes tipo 2, debido a su mayor resistencia a la insulina en comparación con aquellos con diabetes tipo 1. Se recomienda que aquellos con diabetes tipo 2 realicen este tipo de ayuno 2-3 veces por semana. Las personas que no tienen diabetes también se beneficiarán de este ayuno. Una de las formas más fáciles de hacerlo es cenar alrededor de las 6 o 7 de la tarde del primer día. El día 2, usted no comerá ninguna comida, sólo tomará líquidos sin calorías agregadas. Luego, no comerá hasta las 6 o 7 de la mañana del tercer día. Puede parecer extraño al principio, pero este tipo de ayuno es definitivamente factible.

Ayuno de 42 horas

Un ayuno de 42 horas se basa en el ayuno de 36 horas. Seguiría cenando alrededor de las 6 de la tarde del primer día. El día 2, usted no comerá ninguna comida, sólo tomará líquidos sin calorías agregadas. Luego, no comerá hasta el mediodía del tercer día. Una manera fácil de hacer la transición a un ayuno de 42 horas es acostumbrarse a hacer su primera comida al mediodía. Para empezar este hábito, por la mañana, se despertará y tomará una taza de café o agua. Si usted se acostumbra a comer por primera vez alrededor del mediodía, su cuerpo no se sentirá tan hambriento cuando se despierte.

Es importante recordar eso cuando se está haciendo un ayuno más largo. Usted no debe restringir sus calorías. Coma comidas de tamaño normal, pero no exagere. Usted puede pensar que va a querer comer todo lo que esté a la vista una vez que termine su ayuno, pero se dará cuenta de que su apetito disminuye. Por lo tanto, comer hasta que se llene no resulta en un gran festín como se esperaba.

Ayuno de dos semanas
Un protocolo de ayuno de dos semanas se basa en todos los otros ayunos. Es esencialmente un ayuno con agua durante 2 semanas. Antes de comenzar este tipo de ayuno, usted debe prepararse. Antes de comenzar, tómese el tiempo para desintoxicarse de alimentos y hábitos poco saludables, como fumar y no dormir lo suficiente. Los alimentos que usted querrá evitar incluyen lácteos, azúcar, alcohol, huevos, pescado, bebidas con cafeína y carne. Trate de comer alimentos crudos todos los días durante aproximadamente una semana antes para hacer que el ayuno más largo sea más fácil de mantener.

Después de que se haya preparado, puede empezar a ayunar. Es posible que tenga hambre, pero resista la tentación de comer. El deseo de tener hambre normalmente pasa después de tres días. Manténgase hidratado para ayudarlo a superar esta etapa. Es en esta etapa cuando la gente comienza a pensar con más claridad y a sentirse empoderada. Mientras se mantiene hidratado, también debe asegurarse de que está tomando sus electrolitos. Puede tomarlos a través de suplementos. Usted querrá tener magnesio, fosfato, calcio, potasio y sodio. Querrá consultar con su médico preferido antes de embarcarse en este ayuno. Unas dos semanas pueden pasar rápidamente, y puede desencadenar síntomas fatales si no está preparado adecuadamente. También puede experimentar cambios de humor extremos, así que avise a sus amigos y familiares.

A medida que se adentra más en el ayuno, comenzará a sentir fatiga, incluso mareos y a veces visión borrosa. Su aliento puede oler mal e incluso puede enfermarse. Este es el proceso de desintoxicación de su cuerpo. Muestra que su cuerpo está respondiendo bien al ayuno al deshacerse de las toxinas. Usted puede incluso experimentar algunos síntomas similares a los de la gripe, como dolores, molestias, escalofríos y fiebres. Esta es la manera en que su cuerpo se deshace de las toxinas al empujarlas a través de sus intestinos, piel, pulmones, nariz y estómago.

En algún momento, superará la meseta. Se sentirá normal. Usted puede incluso volver a sentirse entre enfermo y normal. Una vez más, este es su cuerpo respondiendo positivamente al ayuno. Continúe, si puede. Si usted nota cualquiera de los síntomas extremos mencionados en el libro, es entonces cuando quiere comunicarse con su proveedor de atención médica. Si puede mantener un ayuno de 2 semanas, se sentirá asombrado después.

Para este tipo de ayuno, no intente hacer ejercicio, simplemente tómelo con calma. Sea reflexivo y medite. Para pasar el ayuno, permanezca en habitaciones ventiladas y luminosas. Cuando ayuna, su cuerpo puede desprender un olor, así que esto ayudará a que el olor se disipe más rápido. La habitación luminosa mejorará su estado de ánimo. Además, trate de tomar el sol durante 10 a 20 minutos al día antes de que se caliente demasiado. Para ayudar con su aliento, cepille su lengua con polvo de carbón activado. También puede frotar su piel con un cepillo seco y bañarse varias veces al día para mantener controlado el olor Para llevar el ayuno a otro nivel, puede hacer dos enemas al día durante la primera semana y luego sólo una vez hasta que termine el ayuno. Una de las cosas más importantes es rodearse de gente a la que le importe si va a lograrlo. Ellos le ayudarán a superar los momentos difíciles.

Cuando llegue el momento de romper el ayuno, vaya extremadamente despacio. Cuanto más tiempo pase sin comer, más tiempo tendrá que pasar reintroduciendo lentamente los alimentos en su vida. Puede comenzar con caldo de hueso y luego con comidas pequeñas. No trate de comer todo a la vez. Vaya despacio. La mayoría de las personas prefieren el ayuno intermitente, pero un ayuno más largo tiene inmensos beneficios de salud y espirituales o mentales. En última instancia, depende de usted decidir si un ayuno extendido es mejor para usted o no.

Una vez que haya descubierto qué método de ayuno desea elegir, lo siguiente que debe hacer antes de comenzar el ayuno intermitente es determinar por qué desea comenzar en primer lugar. ¿Cuál es su 'por qué'? ¿Por qué es tan importante que empiece a ayunar intermitentemente? Esto puede deberse a varias razones diferentes. ¿Está haciendo el ayuno intermitente para perder peso? ¿Está haciendo el ayuno intermitente para llevar un estilo de vida más saludable? ¿Está haciendo el ayuno intermitente para lograr otro resultado de salud específico, como para reducir su presión arterial o sus niveles de colesterol, o incluso para aumentar su metabolismo o energía? Cualquiera que sea su razón antes de comenzar, tenga clara esa razón para que siempre pueda recordarla como punto de referencia cuando sienta que se está debilitando en cualquier momento.

Aunque sus experiencias para la pérdida de peso y estar saludable serán diferentes a las de otras personas, es interesante observar a otras personas que ayunan para ver qué están haciendo y qué funciona para ellos. Puede usarlos como inspiración. También puede formar su propio grupo de apoyo para hacerse responsable de las razones por las que ayuna de forma intermitente. Usted puede encontrar grupos de apoyo en línea o en persona, también puede ser un miembro de la familia o un amigo de confianza. Revisar los foros en línea de vez en cuando también es muy bueno para mantener su información actualizada y recargar su batería de ayuno intermitente. Si no puede encontrar un grupo de apoyo de este tipo, no tenga miedo de comenzar el suyo propio. Imagine lo divertido que será tener un grupo de personas apoyándose entre sí y sabiendo que usted empezó ese grupo. La gente tiende a ser social y les encanta hacer ejercicio en grupos. Y el grupo de ayuno intermitente puede ser una manera única de animarse a sí mismo y animar a otros, y al mismo tiempo, ayudar a un grupo de personas a recuperarse. Los lugares más populares para buscar gente interesada en un grupo de este tipo serían *Craigslist*, *meetup.com*, o incluso colocar volantes en cafeterías locales, consultorios médicos o la biblioteca. No sea tímido si no hay un grupo. Puede ser una señal de que usted es el que se necesita para comenzar un grupo de este tipo.

Lo siguiente que usted querrá hacer antes de comenzar es hablar con su médico. Cuando tenga una consulta, hágale saber a su médico cuáles son sus razones para querer hacer ayunos intermitentes. Luego, vea si tiene algo que decir. Esto es especialmente importante si usted tiene diabetes, es anciano o está embarazada o tiene antecedentes de trastornos alimenticios. Si usted cae en alguna de estas categorías, no omita este paso. El médico puede darle ciertos pasos que debe evitar, así como algunos consejos sobre cómo llevar sus resultados al siguiente nivel. Mantener a su médico al tanto de lo que está haciendo puede asegurarle que siempre tendrá a un profesional de la salud a su lado y apoyo para que pueda proveerle perspectiva cuando la necesite.

El siguiente paso importante que usted debe tomar antes de comenzar es tener expectativas realistas. Si usted planea perder 50 libras en una semana, lo más probable es que eso no suceda. Es saludable perder por lo menos dos libras a la semana. Incluso si usted tiene una expectativa realista de cuánto peso desea perder, ¿qué sucederá si no ve los resultados que cree que debería estar viendo? (Hablaremos de esto en el próximo capítulo.) El punto más importante sobre sus expectativas es que debe ajustarlas. Es posible que no cumpla con sus expectativas, y eso está bien. Usted puede ajustar sus expectativas o ajustar sus acciones para cumplirlas. No se desanime si no cumple con sus expectativas. ¡Siga adelante! No tire la toalla demasiado pronto o sin ajustar sus expectativas. No importa cuáles sean sus expectativas, continúe armándose con la información apropiada, investigando para que pueda ver cómo el ayuno intermitente se adapta mejor a su estilo de vida. Cuando tenga sus razones para hacer ayuno intermitente y su diario de comidas listo, puede seguir adelante y comenzar.

Programe su "Día del Juicio Final". Este es el día en que se deshace de todo lo que hay en su cocina que no le va a ayudar con su proceso de ayuno intermitente. Estos artículos son cosas como comida chatarra, alcohol, bocadillos, bebidas saladas y azucaradas. Las bebidas azucaradas incluyen bebidas dietéticas y bebidas saludables como *Gatorade* o *Powerade*. Todos estos contienen fructosa, que es tan mortal y causa inflamación como el azúcar. Usted puede regalarle esos alimentos dañinos a un amigo o familiar, donarlos o simplemente tirarlos. Para las personas más dramáticas como yo, incluso puede quemarlos. Este día del juicio final es un día especial en su proceso del ayuno intermitente. Es el día sin retorno, y puede significar simbólicamente que su nuevo estilo de vida será el ayuno intermitente. Este paso puede ser tan divertido o tan dramático como le guste. Sin embargo, una vez que elija este día, no de vuelta atrás, así que ya sabe, es hora de empezar una nueva forma de vida.

Lo siguiente es, como dice el slogan de Nike, "¡Sólo hazlo! Escoja su ventana de ayuno y tiempo para comer y comience. Inicialmente, no espere poder pasar 24 horas sin comer, definitivamente trate de avanzar poco a poco hacia esa meta. Cuando empieza despacio, puede intentar no desayunar, porque ya está durmiendo y viene de un ayuno. Otra manera de comenzar lentamente es si usted trata de reducir las porciones de cierto alimento que está comiendo antes de dejar totalmente ese alimento. Por ejemplo, si necesita tomarse 10 Coca-Colas al día. Intente tomarse 5, luego 3 y luego 1 hasta que llegue a cero. Otra manera de avanzar rápidamente es quizás cambiar las porciones de las comidas que usted está comiendo. Si está acostumbrado a comer comidas ricas en carbohidratos, cambie lentamente su dieta para incluir más frutas y verduras hasta que sus porciones comiencen a consistir principalmente de verduras y alimentos integrales. Si usted come pan blanco o productos de granos, trate de no comerlos o incluso de sustituirlos por opciones más saludables, como panes germinados o trigo o carbohidratos marrones. Este comienzo incremental puede ayudarlo a tener más éxito cuando pase a versiones más intensas de ayuno intermitente, como por ejemplo saltarse días a la vez.

Una vez que empiece a ayunar, puede comenzar a llevar un diario y a llevar un registro de lo que está comiendo. Me gusta usar un bolígrafo y papel para llevar un registro de mis comidas diarias en un diario de comidas. Sin embargo, una de las maneras más fáciles de llevar un registro de sus calorías y elecciones de alimentos es utilizando la tecnología. Dado que nuestros teléfonos siempre están cerca de nosotros, usted puede utilizar fácilmente su teléfono como un recurso para ayudarle en su viaje de ayuno intermitente. Puede usar su teléfono para elegir una aplicación que le ayude a ayunar. Un par de las opciones más populares incluyen la aplicación *Body Fasting* o *Fitness Pal*. Algunas aplicaciones tienen bonos adicionales que puede usar, como contratar a un entrenador de salud personal para que le brinde apoyo adicional. Al llevar un registro de su viaje, ¡no olvide tomar nota de sus victorias! Celébrelas. ¡Tal vez ha estado ayunando tres días seguidos y está en buen camino de lograr su meta semanal de pérdida de grasa perfectamente! ¡Celébrelo! Cuando esté monitoreando sus alimentos, tome nota de ciertas tendencias. ¿Está cumpliendo con sus referencias de calorías? ¿Nota alguna tendencia en relación a en qué momentos está comiendo o merendando sin pensar porque está estresado, o porque no planificó bien sus comidas? El poder rastrear esta información puede ayudarle a crear prácticas que le ayuden a combatir sus debilidades.

Por otro lado, si un día termina sobrepasando su límite de calorías, está bien. El día siguiente es un nuevo día, y usted deberá volver a encarrilarse y no desanimarse demasiado si no cumple con su objetivo. Su diario también le ayudará a ver si está hablando en serio o no. Puedes engañar a otras personas, pero no puede engañarse a sí mismo. Su diario mostrará si necesita hablar con alguien seriamente, o si de verdad está comprometido a estar sano. Aunque lo que usted come es muy importante para mantener su estilo de vida de ayuno intermitente, no es lo único importante. También debe asegurarse de que está durmiendo lo suficiente y que está haciendo ejercicio. Si le gusta decorar sus objetos personales, ahora es el momento de hacerlo. Personalice su diario para que sea suyo, porque va a ser una parte importante de su viaje de ayuno intermitente.

Cuanto más tiempo permanezca despierto, más posibilidades tendrá de comer más alimentos. Dormir ayuda con el ayuno y también ayuda a mantener bajos los niveles de cortisol. El cortisol es una hormona que ayuda a regular su sueño. Los niveles altos de cortisol pueden llevar potencialmente al insomnio. El ayuno intermitente le ayuda a dormir más tranquilo, con calma y durante toda la noche. Y el dormir ayuda a que pueda practicar el ayuno, lo cual es una relación mutuamente beneficiosa. Cuando añade el ejercicio a la ecuación del ayuno intermitente, lo ayuda a tener un mejor descanso nocturno, así como a mejorar los resultados del ayuno intermitente.

Calcule sus Calorías

Uno de los principales trucos para tener éxito en el ayuno es asegurarse de que tiene comidas preparadas para que no se sienta tentado a comer cosas que no son saludables o a comer en exceso. Para poder preparar esas comidas con anticipación, usted querrá tener una despensa repleta de sus productos necesarios para poder planear esas comidas, aunque no tenga idea de cómo empezar. Lo primero que discutiremos es el enfoque que debemos adoptar. El primer enfoque es fácil. Puesto que usted ya come ciertos alimentos diariamente, encuentre recetas más saludables de las comidas que ya está comiendo. La siguiente manera es preparar sus comidas con anticipación. Al planear una comida, usted puede tratar de tener tres colores diferentes - una fruta, un vegetal, un frijol o un grano de trigo integral. También querrá tratar de cocinar los alimentos de manera saludable como al vapor, horneando o asando, en lugar de freírlos y a la parrilla. Cocinar en casa definitivamente le ayudará a ahorrar más calorías que salir a comer fuera. (Sin embargo, si tiene que comer fuera, busque las alternativas más saludables que pueda encontrar.)

Una manera de preparar sus comidas con anticipación es reunir los ingredientes y congelarlos. Así que cuando llegue el momento de hacer su comida, puede descongelar los ingredientes y prepararlos. Otra manera de preparar sus comidas con anticipación es preparar toda la comida, como guisos o recetas fácilmente congelables, y luego descongelarlas con anticipación y prepararlas. A medida que empiece a ayunar más y más, descubrirá cuáles son sus comidas favoritas y cuáles son las más fáciles de preparar. Aquí le ofrezco una idea de los tipos de ingredientes saludables que puede almacenar antes de planificar la comida.

- Proteínas - Frijoles, quínoa, carnes magras, nueces, mantequilla de maní o su tipo favorito de mantequilla de nueces.
- Verduras - col rizada, espinaca, lechuga, brócoli, verduras mixtas, (¡mientras más verduras coma, mejor!)
- Fibra - Avena, lechuga
- Fruta - Fresca, enlatada y congelada. Tenga cuidado con el contenido de azúcar en las frutas enlatadas y congeladas para asegurarse de que no esté agregando azúcar innecesario.
- Grasas saludables - Nueces, semillas, aceite de oliva y aceite de coco, pescados grasos como el salmón y el atún.
- Carbohidratos - arroz integral, panes de trigo y panes germinados
- Vitaminas - Aceite de pescado, Vitamina C, su marca favorita de multivitamínico.

Usted querrá comer alimentos enteros que contengan muchos macronutrientes. Los macronutrientes que quiere en sus alimentos incluyen carbohidratos, grasa, proteína, minerales, vitaminas y agua. También quiero hacer de la fibra una mención honorífica. Cuando usted come alimentos con altos niveles de fibra, su salud digestiva mejora. Una simple regla empírica es mantener su plato con tantos colores variados como sea posible. Los alimentos que hay que considerar al comer van a ser muchas verduras de hoja como la col rizada, acelgas, verduras y lechuga; frutas oscuras como moras, frambuesas y fresas, y beber mucha agua, incluso si ya está bebiendo mucha agua. Puede buscar proteínas de fuentes no cárnicas como nueces, quinua o frijoles.

No olvide evitar las calorías inútiles o los alimentos que no contienen muchos nutrientes que lo mantendrán lleno, especialmente los alimentos con mucha azúcar. ¡El azúcar está en todas partes! Es una de las cosas más difíciles de eliminar de su dieta. Sin embargo, si usted quiere que el ayuno intermitente funcione, definitivamente querrá ser diligente contra el azúcar. Los ingredientes de los que debe estar alerta serían aquellos que terminan en "osa" o cualquier cosa que diga "jarabe de maíz de alta fructosa". La manera fácil de dejar el azúcar es deshacerse gradualmente de éstos, eliminando a los culpables más obvios que tienen un recuento alto de azúcar, como los dulces, los refrescos (ya sean dietéticos o de otro tipo) o los jugos. Además, dejar de consumir carbohidratos le ayuda a deshacerse del azúcar. Al comer alimentos enteros con un conteo denso de nutrientes, le ayudará a evitar esos antojos hasta que ya no desee más azúcar. Aunque el alcohol no está prohibido, es uno de esos alimentos que aporta calorías sin darle muchos nutrientes a cambio. Además, tenga en cuenta esas calorías escondidas del azúcar en las bebidas de entrenamiento o en los bocadillos salados después del entrenamiento que no le ayudan realmente a disfrutar de los beneficios de su entrenamiento. Además, cuando salga a comer, trate de echar un vistazo al menú de antemano y trate de escoger las opciones que se ajusten a su conteo de calorías.

Otras notas para recordar son:
- Los bocadillos y las bebidas añaden calorías adicionales a su comida, así que tenga en cuenta lo que come y bebe a lo largo del día. ¿Estás comiendo y bebiendo porque tiene hambre o porque está aburrido?
- Haga una lista de compras y prepárese para la semana. ¡Esto le ahorrará tiempo y dinero!

- Diviértase buscando recetas. Para añadir variedad a su menú, ¡pruebe recetas nuevas! Estar saludable es positivo, ¡así que diviértase! Su planificación de comidas es ajustable, así que no tiene que sentirse limitado.
- Cuando prepare las comidas, no sienta que tiene que hacer todo en un día. Usted puede cortar sus verduras un día y hacer sus salsas al día siguiente. También puede preparar los ingredientes, incluso las especias que va a utilizar de antemano para que la cocción sea perfecta.

Una manera de amplificar los beneficios del ayuno es si se combina con una dieta vegana o vegetariana. Las dietas veganas no consumen productos de origen animal como huevos o miel. Los vegetarianos no consumen carne, pero se les permite comer huevos y productos derivados de animales. Otra dieta popular para combinar con su ayuno intermitente es la dieta cetogénica. La dieta cetogénica es rica en proteínas, grasas y limita los carbohidratos. Esta dieta es excelente y trata de prevenir las convulsiones también. Incluso si usted no quiere practicar ninguna de estas dietas, el estilo de vida intermitente sigue siendo excelente para usted. Mientras permanezca dentro de su límite calórico durante el día y dentro de su período de ayuno, estará bien. Puede incorporarlo a su estilo de vida sin importar si cocina en casa o si sale a comer.

Si quiere ser vegetariano o vegano, ¡aquí tiene algunos consejos que le pueden ayudar!
- En el caso de la leche láctea, la puede sustituir con cualquier tipo de leche no láctea como la leche de almendras, la leche de soja o la leche de anacardo. También puede hacer su propia leche remojando los

anacardos en agua durante la noche y luego mezclando los anacardos con agua y añadiendo extractos como vainilla o almendras o lo que prefiera, para darle un sabor extra.
- Para las recetas que requieren yogur, puede buscar la posibilidad de sustituir el yogur por una alternativa vegana.
- La mantequilla, la mayonesa, el queso o el queso crema pueden ser sustituidos por cualquier marca vegana del mismo producto.
- Hay muchas maneras diferentes de sustituir los huevos. Puede usar tofu en lugar de huevos si busca una textura revuelta. Si está usando huevos para unir alimentos en una receta, puede usar compota de manzana sin azúcar, tofu suave, puré de plátanos o el popular huevo de semilla de lino, que es sólo 1 cucharada de semillas de lino molidas más 3 cucharadas de agua u otro líquido, y mezclarlo todo junto. Luego agregue el huevo de lino a la receta.
- Para texturas carnosas, puede probar el tofu. Use carne seitán o sin carne. También puede utilizar hongos o coliflor, en lugar de carne, o incluso nueces mezcladas para darle la misma textura carnosa.
- En lugar de usar miel, puede usar agave, jarabe de arce o cualquier tipo de edulcorante a base de plantas.
- También hay muchos tipos diferentes de sustituciones de pescado. Puede buscar su sustituto de pescado vegetariano favorito para seguir disfrutando de las recetas de pescado. Afortunadamente, hay muchos sustitutos veganos que son divinos. Cuando los incorpore a sus recetas, no notará que está comiendo un plato vegetariano o vegano porque es tan bueno como un plato con carne.

¿Qué ejercicios practicará?

Para determinar cuál es el mejor régimen de ejercicios para incorporarlo a su estilo de vida, recuerde su 'por qué'. Una vez más, sus objetivos le ayudarán a determinar cuál es el mejor régimen de ejercicio. No importa qué ejercicio haga, se recomienda que haga al menos 30 minutos de ejercicio activo todos los días o 150 minutos a la semana para mantener su corazón saludable.

Si no tiene dinero para una membresía en un gimnasio o un entrenador personal, una de las maneras más fáciles de hacer ejercicio, es buscar rutinas de ejercicio en línea, especialmente en YouTube. Hay un montón de entrenamientos gratis disponibles. Si es sedentario la mayor parte del tiempo y tiene un poco de dinero extra, puede invertir en un escritorio de pie para que pueda moverse mientras trabaja. Otra manera rápida de hacer ejercicio es hacer esos ejercicios básicos y anticuados que solía hacer en la escuela primaria, como hacer flexiones de brazos, sentadillas, saltar la cuerda y saltos en tijeras, durante treinta minutos. Sin embargo, la clave para este tipo de entrenamiento es ir lo más rápido posible y realizar los ejercicios en grupos. Tal vez pueda hacer 3 series de un ejercicio, descansar, luego hacer otras tres series de ejercicios y descansar, y seguir adelante hasta que llegue a sus 30 minutos. El ejercicio es algo que usted definitivamente quiere incorporar a su estilo de vida si quiere mantener los resultados y si quiere vivir saludablemente. No ponga excusas. ¡Encuentre una manera de estar activo!

Por supuesto, cuando empieza a ayunar por primera vez, puedes tardar un poco en adaptarse. Para ayudarle a alcanzar sus metas de pérdida de peso, puede usar un contador de calorías. Una manera fácil de llevar un registro de sus calorías a lo largo del día es llevar un diario de alimentos. En el diario de alimentos, usted querrá anotar las calorías que está consumiendo y el desglose de nutrientes para asegurarse de que está cumpliendo sus objetivos. Cuanto más específico o estricto sea, más rápidamente podrá satisfacer sus necesidades de salud. Un diario de alimentos también le ayudará a notar sus tendencias. ¿Qué hace usted antes de comer alimentos dañinos? ¿Cuáles son sus antojos? ¿Sólo suceden en ciertos días o cuando come ciertos alimentos? ¿Bebe suficiente agua todos los días? Estos son todos los consejos que pueden ayudarle a comer saludablemente y una gran herramienta para combinar con su ayuno. Esta será una herramienta valiosa a medida que empiece a adquirir el hábito del ayuno intermitente. Si necesita un poco más de apoyo, no tenga miedo de buscar aplicaciones de salud que ofrezcan asesoría de salud. Ese puede ser el impulso extra que necesita. Las aplicaciones de salud son realmente populares y crecen día a día. Encontrará una que necesite siempre y cuando haga una búsqueda rápida en el App Store.

No se alarme si alguna vez se topa con baches. La clave es retomar el camino donde lo dejó. Este capítulo es muy bueno para regresar y revisarlo como referencia. Comenzamos con tres pasos para ayudarle a comenzar el ayuno intermitente. Revisamos la planificación de sus comidas, el abastecimiento de su despensa y verificamos que está alcanzando su límite calórico diario, de modo que no coma por debajo de lo normal ni por encima. El capítulo también profundiza en los ejercicios que puede incorporar para llevar su ayuno intermitente al siguiente nivel. Y lo que es más importante, este capítulo ofrece algunas ideas sobre qué hacer si se encuentra estancado o si se encuentra con algún problema durante el ayuno intermitente.

Son inevitables, pero la clave es seguir adelante. No se desanime. Todos cometemos errores. Tenga una memoria corta y continúe al día siguiente si alguna vez se equivoca. Una herramienta importante para hacer que su viaje de ayuno funcione es llevar un diario de comidas. Ya sea una copia impresa o digital, un diario de comidas es la clave para que pueda conocer sus tendencias personales y averiguar cuáles son las mejores prácticas que funcionarán para usted a medida que ayuna.

¿Y qué pasa con el hambre? Usted tendrá hambre en algún momento durante el ayuno, pero será capaz de vencerla. El ayuno intermitente aprovecha el ciclo natural de nuestro cuerpo para descomponer la energía del mismo. La forma en que el ayuno funciona en el cuerpo es simple. Nuestros cuerpos necesitan energía para funcionar. Cuando comemos, recibimos energía de los alimentos que comemos como frijoles, verduras, frutas y carbohidratos, por nombrar algunos. Nuestros cuerpos entonces toman azúcar o glucosa de los alimentos y la mantienen almacenada en los músculos y el hígado. Cuando nuestros cuerpos necesitan la energía, la liberan en nuestro torrente sanguíneo para que pueda ser usada. Sin embargo, cuando una persona comienza a ayunar, nuestros cuerpos necesitan obtener la energía de una fuente diferente. Después de unas ocho horas de ayuno, nuestros hígados utilizan la mayor parte de la glucosa que hay en nuestros cuerpos. Nuestro cuerpo entonces entra en gluconeogénesis, lo que indica que nuestro cuerpo está a punto de entrar en el modo de ayuno. Cuando el cuerpo de una persona está en gluconeogénesis, esto significa que las calorías que su cuerpo quema aumentan, porque si el cuerpo no tiene energía, hace su propia glucosa usando la grasa de su cuerpo.

Una vez que el cuerpo se queda sin grasa para usar, entonces comienza a entrar en modo de inanición. Las personas hambrientas están en un estado severo en el que su cuerpo se está comiendo a sí mismo para proporcionar nutrientes. Este modo tarda un largo período de días y meses en llegar. No es algo a lo que se pueda llegar fácilmente después de unas horas de no comer. El ayuno intermitente aprovecha el estado de gluconeogénesis que permite que su cuerpo queme más calorías. Este punto perfecto de la gluconeogénesis es donde reside el efecto multiplicador del ayuno intermitente. Usted puede ayunar con seguridad durante tres días sólo con agua. Si desea ayunar más de tres días con un ayuno con agua, asegúrese de ponerse en contacto con su profesional de la salud.

Una de las principales claves para sobrevivir cualquier período de ayuno es la importancia de mantenerse hidratado. También le ayuda a no entrar en un estado de inanición. Por supuesto, lo mejor es beber agua, pero hay otros líquidos que debe tener en cuenta. La clave para beber durante el ayuno es tomar bebidas sin calorías. He aquí una lista de bebidas que puede considerar beber durante el ayuno.

- Agua - El agua es uno de los mejores líquidos para consumir durante el ayuno. Puede agregarle una rodaja de limón o infundirle hierbas, como albahaca, menta o su fruta favorita. Es importante mantenerse alejado de cualquier endulzante que pueda estropear su ayuno. Esto significa que usted querrá evitar el agua azucarada como *Crystal Light* o cualquier tipo de saborizante artificial para darle más sabor al agua. Disfrute del agua tal como está y deje que le ayude a pasar el ayuno. Para hacer que su agua sepa mejor, puede incluso considerar el agua con gas. El agua mineral también es muy buena para beber durante el ayuno.

- Caldo - Cualquier tipo de caldo con sabor a vegetales o huesos puede ayudarle a superar un ayuno. Si puede, querrá mantenerse alejado del caldo comprado en la tienda, el cual tendrá mucho sodio y sabores adicionales, lo mejor que puede hacer es hacer su propio caldo. El caldo es realmente útil cuando se está en ayunas por más de 24 horas.

- Té - Cualquier tipo de té ha demostrado ser extremadamente beneficioso cuando se está en ayunas. El Oolong, el té de hierbas, el té negro y el té verde son ideales para beber mientras ayuna. Generalmente, el té mejora la digestión intestinal, la desintoxicación celular y el equilibrio de los probióticos. Asegúrese de monitorear su consumo de cafeína con los tés. Es bueno optar por opciones sin cafeína como el jengibre, la manzanilla, limoncillo y el hibisco. Usted no quiere volverse adicto a la cafeína o tomar demasiado té como supresor del apetito mientras ayuna. El té de menta ayuda a deshacerse de la hinchazón y el gas. El té chai con canela es genial para romper cualquier antojo de azúcar que usted pueda tener. El Oolong y el té negro bajan el nivel de azúcar en la sangre. Por último, el té verde es ideal como supresor del apetito.

- Vinagre de sidra de manzana - Este es otro tipo de líquido que puede ser muy útil durante su período de ayuno, ya que ayuda a mejorar su digestión y puede ayudar a suprimir su apetito.

- Café - Otro gran líquido para tomar durante el ayuno es el café. Si usted toma café, debe asegurarse de que no le cause malestar estomacal ni le acelere el corazón.

Si el tomar café le provoca esto, puede considerar no tomarlo. Al tomar café en ayuno, también debe evitar el uso de edulcorantes artificiales, leche o crema que añadan calorías adicionales. También evite la mantequilla y el aceite de coco.

- Si desea darle sabor a su café, considere agregar especias como canela, nuez moscada o jengibre.

- *Smoothies* - Los *Smoothies* son otra gran manera de obtener la nutrición que usted necesita. Puede agregar verduras para sacar el máximo provecho de su dieta.

- Sopas en puré - Éstas también son estupendas. Incluso puede considerar la posibilidad de hacer un puré de su comida favorita baja en calorías si desea seguir con el ayuno de líquidos. Esta es otra manera de obtener los nutrientes que necesita.

Ahora, lo malo. Las bebidas que debe evitar incluyen refrescos azucarados, agua de coco, jugos, bebidas para hacer ejercicio como *Gatorade* o *Powerade*, y definitivamente, bebidas energéticas. La leche de almendras es también una bebida que se debe evitar durante el ayuno. Todas estas bebidas tienen calorías extras que anulan y evitan el ayuno.

Otra cosa importante que debe saber sobre los líquidos es que pueden ayudarle a vencer los síntomas del hambre mientras está en ayunas. Si usted está teniendo problemas con mareos o dolores de cabeza, querrá beber más agua. El agua mineral también es excelente para estos dos problemas. Si usted está teniendo calambres musculares, querrá beber agua y empaparse en un baño de sales *Epsom*. También puede considerar tomar un suplemento de magnesio. Por último, si experimenta estreñimiento, coma más fibra y beba más agua durante su período de alimentación. Usted querrá comer más frutas, verduras e incluso semillas de chía que hayan sido remojadas en un líquido como la leche de almendras o incluso agua si está cuidando sus calorías. Mientras esté consumiendo alimentos durante sus ventanas para comer, estará bien. El siguiente capítulo entrará en más detalles sobre las cosas que se deben tener en cuenta al ayunar.

Lo bueno del ayuno intermitente es que es bastante flexible. Por lo tanto, usted puede ajustar sus días de ayuno de acuerdo a lo que sea mejor para usted y su cuerpo. Si necesita salir a comer con amigos o familiares a una hora en la que está haciendo ayuno, puede ajustar su ventana para asegurarse de que cumpla con los requisitos de ayuno para el día, o puede recuperar el tiempo de ayuno al día siguiente. Otro aspecto genial sobre el ayuno intermitente es que usted puede beber agua, café negro, té verde o blanco durante sus tiempos de ayuno para ayudarle con sus períodos de ayuno. La pérdida de peso es una ventaja bienvenida para el ayuno intermitente, pero no es la única ventaja. Usted puede llegar a encontrar que la pérdida de peso es sólo la cereza en el pastel en comparación con otros beneficios como la claridad mental y una factura de alimentos reducida.

Para las mujeres, la mejor manera de ayunar sin perjudicar sus hormonas es tratar de ayunar de 12 a 16 horas al día durante dos o tres días no consecutivos. En los días que ayune, trate de hacer cardio ligero o yoga. Los entrenamientos más intensos como el entrenamiento de fuerza o *HIIT* se pueden hacer en los días de no ayuno. Asegúrese de tomar muchos líquidos como té, agua y café. Si usted está tomando té y café, trate de no ponerle ningún edulcorante o leche. También puede intentar añadir algunos suplementos de aminoácidos. Si se siente cómodo, después de 2 semanas, puede intentar añadir otro día de ayuno. No todas las mujeres son iguales, y los resultados pueden variar según la mujer. Para las mujeres, es importante ir despacio y gradualmente para prevenir los efectos adversos. Recuerde, usted no es La Mujer Maravilla o Superman, así que tómelo con calma para evitar lastimarse a sí mismo y a las personas que se preocupan por usted. A algunas personas les gusta incluso formar grupos de apoyo con otras personas que ayunan para animarse unos a otros a seguir adelante. Esto es especialmente útil en los días en los que desea hacer ejercicio. Hacer ejercicio con otras personas que entienden por lo que usted está pasando y que están pasando por lo mismo puede ser fortalecedor, alentador y útil al tratar de permanecer en el camino del ayuno intermitente. A otros les gusta contratar a un entrenador que esté familiarizado con el ayuno intermitente para asegurarse de realizar el mejor entrenamiento para poder aprovechar el estilo de vida de ayuno intermitente. Ya sea que quiera hacer ejercicio solo, con otros en YouTube, en persona o con un entrenador, es aconsejable que continúe haciendo ejercicio y no deje de hacer ejercicio sólo porque esté ayunando de forma intermitente. Hacer ejercicio sigue siendo parte de tener un estilo de vida saludable.

Cuando usted está practicando el ayuno intermitente, ¡es importante que preste atención a su cuerpo! Lleve un diario de comidas, si puede. (Puede comprar uno en línea o usar uno digital.) De hecho, todo es aconsejable. Una persona siempre debe estar consciente de los efectos que las comidas están teniendo en su cuerpo. Usted sabrá que su cuerpo no está respondiendo positivamente al ayuno intermitente. Si en algún momento se da cuenta de estas cosas, debe dejar de hacerlo.

- Insomnio - Si usted está constantemente despierto toda la noche, y simplemente no puede dormir, entonces necesita parar el ayuno intermitente, para que pueda buscar la raíz de su insomnio más a fondo.
- Si siente hambre extrema hasta el punto de que no puede hacer nada más a menos que esté pensando en comida. - El ayuno intermitente debe ser algo fácil de hacer. Sí, a veces, sentirá hambre. Sin embargo, no debe pensar tanto en la comida hasta el punto en que no puede funcionar. Hay algunos consejos que puede utilizar para aliviar sus retortijones de hambre en el Capítulo 6, los cuales pueden ayudarle a superar sus períodos de ayuno. La verdad del asunto es que una vez que se acostumbre a su ventana de ayuno, superarla no será un problema. La única preocupación que debe tener es si no puede superar la ventana de ayuno intermitente y no puede funcionar EN ABSOLUTO.
- Aumento de peso, específicamente en la zona media. - El aumento de peso inesperado, que suele ser el efecto contrario del ayuno intermitente, debe ser motivo de preocupación. Si en algún momento nota un aumento de peso inesperado, definitivamente debe consultar a su médico.
- Su período desaparece o cambia. - Para las mujeres, esto es extremadamente importante. Si nota cualquier cambio anormal en su período

durante el ayuno, es posible que deba interrumpirlo. Los problemas a largo plazo con su período pueden causar problemas de fertilidad, así que si nota algo, hable con alguien. Si cree que su ovulación está en riesgo o siente que está teniendo problemas de fertilidad, por favor, por favor, por favor, acérquese a su médico.

- Se siente especialmente estresado. El ayuno intermitente sorprendente ayuda a las personas a obtener claridad mental. Muchas personas han reportado que sienten más claridad. Sin embargo, si se siente completamente abrumado, está bien dejar de ayunar, especialmente si tiene poca energía y no puede concentrarse. Si siente que su desempeño ha disminuido tremendamente debido al ayuno, no tenga miedo de detenerse.
- La salud de la piel y el cabello - Si nota que el color de su piel no se bien, su cabello parece más fino y quebradizo, esto es motivo de preocupación. Cualquier cambio drástico en el cabello y la piel es una indicación importante de que el ayuno intermitente no está funcionando.
- Disminución de la densidad ósea y de la masa muscular. - Un cambio en sus músculos o dolor en sus músculos puede ser motivo de preocupación. Si nota que su masa muscular ha disminuido o siente dolores al realizar sus actividades habituales, como caminar o subir y bajar del automóvil, es posible que desee comunicarse con su médico.
- Empieza a tener un cambio en la digestión. - Si en algún momento nota que está teniendo problemas digestivos que no tenía antes, entonces el ayuno intermitente podría ser la causa. Si hay alguna

incomodidad extrema hasta el punto en que no puede funcionar, entonces acérquese a su médico. Algunos cambios en su horario de digestión es de esperarse. Sin embargo, si nota que algo está muy mal, llame al médico.
- Siempre tiene frío. - El frío extremo es otra indicación de que necesita detener el ayuno intermitente. Si tiene más frío de lo normal y ha hecho todo lo posible para mantenerse caliente, pero simplemente no puede mantenerse caliente. Entonces, debe comunicarse con su médico.

La buena noticia es que no todo es pesimismo. Sin embargo, hay una manera de practicar eficazmente el ayuno intermitente sin caer en este círculo vicioso, que es comenzar a ayunar gradualmente. No comience todo a la vez para evitar que su cuerpo se salga de control. En el próximo capítulo se prestará más atención a esta cuestión. En última instancia, si presta atención a su cuerpo, podrá saber si el ayuno intermitente es para usted o no. Confíe en su cuerpo y escuche atentamente. Se lo hará saber, para que no tenga que tener miedo de intentarlo. Usar los consejos de este libro le ayudará a facilitar el proceso, para que su cuerpo no se vea afectado por el shock del cambio de hábitos.

Cuando ayuna, también debe prestar atención a los electrolitos que consume. Los electrolitos son las sustancias químicas que nuestro cuerpo necesita para sobrevivir en estado de ayuno. Los electrolitos ya están presentes en nuestra dieta diaria, pero se debe prestar especial atención a ellos cuando ayunamos para asegurarnos de que cumplimos con nuestros requisitos nutricionales a pesar del ayuno. Cumplir con los requisitos suele ser fácil de hacer. De hecho, la mayoría de nosotros alcanzamos estos requisitos todos los días sin ningún problema, pero es estupendo saber cuáles son para que usted pueda estar mejor preparado para manejar el ayuno intermitente. Después del agua, los más importantes son:

- Calcio - Se encuentra en las hojas verdes como la col rizada, la espinaca, col y las sardinas, y en los productos lácteos. Notará que tiene una deficiencia de calcio si tiene espasmos musculares o problemas óseos.
- Potasio - Este electrolito se puede encontrar en plátanos, yogur natural y cáscaras de papas. Si tiene confusión mental, debilidad de los músculos o parálisis de los músculos, puede tener una deficiencia.
- Magnesio - Se encuentra en semillas de calabaza, espinacas y fletán o halibut, es importante tener este electrolito. La confusión, las náuseas o los calambres musculares son un indicador de que usted puede tener deficiencia de este electrolito.
- Sodio - Este electrolito se encuentra en la sopa, sal, jugo de tomate, pepinillos de eneldo y salsa de tomate. Puede tener deficiencia de este electrolito si tiene pérdida de apetito, calambres musculares o mareos.
- Cloruro - Si tiene un latido irregular o cambios en su pH, puede estar experimentando una deficiencia en estos electrolitos. Se encuentra en verduras como tomates, aceitunas, lechuga y sal de mesa.

Los electrolitos más importantes en ayunas son el magnesio, el potasio y el sodio. Usted debe tomar aproximadamente una cucharadita de sal al día y mezclarla con agua; 2000 miligramos de potasio y al menos 300 a 450 miligramos de magnesio. Cuando está comiendo, mientras esté consumiendo alimentos ricos en estos electrolitos, pueden sustentarlo durante el ayuno. Comer saludablemente durante las ventanas para comer es tan importante como no comer durante los períodos de ayuno.

Si todavía no está seguro de si puede superar los retortijones de hambre, aquí tiene algunos consejos que pueden ayudarle. Sin embargo, si acepta que el hambre es parte de la jornada de ayuno, habrá superado un obstáculo importante. Estos consejos pueden ayudarle a superar y hacer frente al hambre. Le propondré estrategias a corto plazo, estrategias a largo plazo y una breve evaluación de lo que sus antojos y el hambre pueden estar diciéndole. Para cuando termine de leer, estará armado con todas las herramientas necesarias para combatir el hambre.

Estrategias a corto plazo

Cuando tiene hambre, quiere comer inmediatamente. No tiene tiempo para pensar en soluciones a largo plazo para su hambre. Usted necesita algo rápido y eficiente que le ayude a sobrellevar la situación para que pueda superar su ventana de ayuno. Las estrategias en esta sección le ayudarán a hacer precisamente eso. Estas estrategias están destinadas a ayudarle con el aquí y ahora. Tome nota de las que crea que son específicamente útiles. Elija de 1 a 3 métodos en los que puede apoyarse a medida que comienza el ayuno, para ayudarlo a lidiar con el hambre. Puede jugar con los diferentes métodos hasta que descubra cuáles son los mejores para usted.

- Coma un bocadillo pequeño. Si usted come un bocadillo, vaya por un bocadillo que tenga menos de 50 calorías y sea bajo en grasa. Si tiene que comer bocadillos, asegúrese de incluirlos en su planificación de comidas.
- Distráigase inmediatamente jugando a un videojuego o con otra distracción para ayudarlo a mantener su mente alejada del hambre. Si los videojuegos no son lo suyo, trate de distraerse con actividades placenteras, especialmente las que queman calorías como correr por el vecindario o llamar y hablar con un amigo.
- Aproveche el poder del olfato y huela algo con olor a jazmín o vainilla. Se ha demostrado que ambos ayudan a minimizar los antojos de azúcar.
- Duerma una siesta. A veces el hambre es una indicación de estar cansado, no de tener hambre. La próxima vez que tenga hambre, tome una siesta rápida y vea si el hambre persiste cuando se despierte. En el peor de los casos, la siesta le servirá como distracción de su hambre y se despertará sin sentir hambre en absoluto.
- Cuando esa punzada de hambre golpee, use hilo dental y lávese los dientes. Incluso puede ponerse un labial de menta con la esperanza de que la menta impida que sienta demasiada hambre. También puede comerse una menta fuerte como un *Altoid*. El sabor a menta debe animarle a no comer y a no estropear la frescura de su aliento.

- Respire hondo o haga algunas posturas rápidas de yoga para ayudarle a despejar su mente y detener sus antojos.

- Cuando sienta su próximo antojo, tómese su tiempo para tomar el té. Haga el tiempo para la hora del té y tomarse una taza de té caliente. También puede tomar una buena taza de té de jengibre, ya que se ha demostrado que el jengibre ayuda a detener los antojos. Evite los pasteles y edulcorantes azucarados durante esta hora del té. También puede probar el agua con infusiones, con menta, granada, albahaca o pepino o sus frutas favoritas. Si el té o el agua no es lo suyo, haga café en su lugar. Recuerde, limite los edulcorantes y trate de beber todo sin crema o azúcar.

- El uso de técnicas de acupuntura es otra manera de tratar de frenar el hambre. Dése unos golpecitos en la frente durante 30 segundos o intente pellizcarse los lóbulos de las orejas y la nariz.

- Otro remedio popular para frenar el hambre es masticar chicle, especialmente después de la hora del almuerzo. El chicle puede ayudarle a llegar a su próxima ventana para comer. Asegúrese de elegir chicle sin azúcar. Si nota que tiene problemas estomacales después de masticar chicle durante un largo período de tiempo, escoja un método diferente para lidiar con el hambre.

- Use su imaginación y déjese llevar mentalmente. Imagínese a sí mismo comiendo lo que quiera como una forma de satisfacer su hambre.

- Piense en cómo le afectaría en el futuro si comiera lo que quisiera. Comer lo acercará o alejará de sus metas. Pensar en los efectos a largo plazo de no seguir ayunando puede impedirle comer durante el ayuno.

- Sólo ignore los dolores del hambre. Normalmente duran 15 minutos. Se presentan en ráfagas. Si puede esperar 15 minutos, debería estar bien.

- Tome una cucharada de vinagre de sidra de manzana después de comer o incluso antes de comer. Si lo toma después de comer, la sidra de manzana le ayudará a superar su ventana de ayuno. Si toma el vinagre de sidra de manzana antes de comer, puede ayudar a reducir su apetito antes de comer. Si toma una cucharada mientras tiene hambre, esto puede ayudarle a superar su ventana de ayuno intermitente.
- En el peor de los casos, sólo hay que ceder y comer. Coma una porción muy pequeña, mastique lentamente y disfrútela. Si realmente se rinde, trate de perdonarse a sí mismo. No siempre somos perfectos, y a veces tenemos que comer. Sin embargo, trate de pasar el mayor tiempo posible sin comer antes de ceder. Trate de no convertirlo en un hábito.

Estrategias a largo plazo

Las estrategias en esta sección tienen como objetivo ayudarle a crear hábitos que le ayudarán a largo plazo en su viaje de ayuno intermitente. Dependiendo de su personalidad y su presupuesto, estas estrategias pueden ser fáciles o más difíciles de seguir. Estas estrategias son las que debe probar una vez que se haya decidido que está comprometido a practicar el ayuno intermitente. Incluso si no se compromete después de realizar una prueba, algunos de estos métodos le ayudarán a controlar su ingesta de alimentos. Idealmente, su meta debe ser incorporar estos consejos y dejar que se conviertan en un hábito para ayudar a hacer que el ayuno intermitente sea más fácil.

- Trate de coordinar su ayuno intermitente con un horario que ya está siguiendo. Tenga en cuenta que después de unas cinco horas, a menos que esté durmiendo toda la noche, sus niveles de azúcar en la sangre bajan y comienza a tener antojos de comida. Si puede establecer sus ventanas para ayunar y comer con este concepto en mente, será más fácil para usted lidiar con el hambre.

- Trate de evitar comprar jarabe de maíz con alto contenido de fructosa, ya que es un aditivo. Si come algo que contiene jarabe de maíz con alto contenido de fructosa, tenderá a querer más. Si tiene antojo de un poco, puede hacer que quiera más y más. Otros nombres que le dan al jarabe alto en fructosa son: fructosa, jarabe de maíz, jarabe de glucosa, fructosa o jarabe de glucosa, jarabe de tapioca, fructosa de fruta, fructosa cristalina o *HFCS*. Cada vez que vea uno de estos nombres, sus antenas de ayuno intermitentes deben estar levantadas y debe tratar de evitar esa comida.

- Luego, trate de evitar comer azúcar refinada, que a menudo se encuentra en el azúcar blanco, la harina blanca o la pasta blanca. Trate de reemplazarla con edulcorantes naturales, harinas de nueces o pastas integrales, o renuncie a todos estos ingredientes.

- Compre platos azules para su casa. Se ha demostrado que los platos azules ayudan a prevenir los antojos. Esto puede ser un poco caro, así que no tenga miedo de buscar este artículo en tiendas de segunda mano. Además, trate de usar platos más pequeños que le ayudarán a limitar el tamaño de las porciones. También puede utilizar tenedores más grandes que le ayudarán a sentirse más lleno más rápido.

- Trate de dormir más. Si no dormimos lo suficiente, es entonces cuando puede comenzar a tratar de compensar con opciones alimenticias poco saludables. Dormir es muy importante para un estilo de vida saludable. Esta es un área en la que no quiere escatimar. Dese de siete a ocho horas por noche y observe la diferencia que esto tendrá en su vida. Su estado de ánimo mejorará, su peso mejorará y su productividad mejorará. Dormir está subestimado. Inténtelo y observe cómo afecta su vida.

- Cree una lista de cosas que le calmen, le hagan feliz o que disfrute. Trate de que sean cosas que no impliquen comer. Trate de anotar 25 cosas en la lista y escoja una la próxima vez que tenga hambre.

- ¿Suele comer cuando se siente triste o ansioso? Si es así, trate de llegar a la raíz de la causa de por qué está comiendo cuando se siente mal. ¿Recuerda ese diario que se suponía que tenía que llevar antes? Asegúrese de anotar cualquier tendencia de cuando está comiendo si está aburrido, estresado, triste o enojado, y luego ajuste su comportamiento apropiadamente. Sea consciente de lo que come para que no lo haga sólo porque está aburrido o estresado.

- Al igual que estar alerta ante la presencia de jarabe alto en fructosa o azúcares refinados en comidas, acostúmbrese a leer las etiquetas de los alimentos. Usted querrá prestar especial atención al tamaño de la porción. Esto no le ayudará si está comiendo en exceso. Además, las grasas saturadas y el sodio son otras categorías a las que debe prestar atención y elegir alimentos con alto contenido de fibra. Cuando usted agrega más fibra a su comida, le ayuda a que sus períodos de ayuno sean más fáciles. También querrá prestar especial atención a las vitaminas y minerales en los alimentos para asegurarse de que sean saludables.

- Haga que las luces sean más brillantes cuando coma. Este es un consejo interesante y puede resultar costoso si necesita comprar algunas bombillas nuevas o más brillantes. Las luces brillantes aumentan la conciencia de lo que está comiendo; mientras que las luces tenues tienden a disminuir sus inhibiciones. Esto significa que cuando las luces están bajas, usted tiende a comer en exceso. Mantenga esas luces brillantes, para que no coma en exceso y arruine su ventana de ayuno intermitente.

- Otra manera rápida de ayudarle a vigilar lo que come y evitar que coma en exceso durante su ventana es tomar primero una sopa o ensalada como aperitivo. También puede tomar un vaso de agua primero. Este consejo puede llenarle de buenos nutrientes y ayudarle a no comer en exceso.

- Aunque suene contra intuitivo, querrá comer los mismos alimentos todos los días. Esto ayuda a que su cuerpo se adapte más fácilmente y ayuda a que la planificación de las comidas sea más fácil, para asegurarse de que está obteniendo los nutrientes y las calorías adecuadas que necesita. Si es una persona que cree que en las especias se encuentra la variedad de la vida. No tenga miedo de probar cosas nuevas después de comer en un horario fijo durante unos días al menos, para ver cómo reacciona su cuerpo. Lo mejor para respaldar su dieta es con alimentos voluminosos pero bajos en calorías, como granos enteros, frijoles, frutas y verduras.

Ya sea que esté interesado en agregar estrategias a corto o largo plazo, ambas categorías pueden ayudarle a lograrlo cuando sienta que su estómago se le va a rendir. Una vez más, escoja una o dos estrategias para empezar y anótelas en su diario de comidas. Usted será capaz de monitorear y ver qué métodos le funcionan mejor y cuáles necesita reemplazar. La siguiente sección tratará de un aspecto diferente del hambre. Se enfocará en sus antojos y cómo saber si sus antojos están tratando de decirle algo o no. Lo que nos dicen nuestros antojos puede ser especialmente útil para la planificación de nuestras comidas y salud en general.

¡Lo que sus antojos le están diciendo!

A todos nos da hambre, pero algunos de nosotros nunca prestamos atención a lo que estamos deseando en este momento. Para poder sobrevivir, nuestros cuerpos necesitan ciertos nutrientes, vitaminas y minerales para mantenernos. A veces, sólo queremos agua. La siguiente sección detalla lo que nuestros antojos podrían estar diciéndonos. Cuando escriba en su diario de comidas, preste especial atención a los antojos que tiene y a los días. Estar consciente de la hora y de si siente antojo de estos alimentos después de ciertas actividades también le dará una idea de los antojos que está teniendo.

Llevar un registro cuidadoso de sus antojos puede ayudarle a averiguar qué es lo que está deseando y, en algunos casos, por qué. Le ayudará a llevar su lucha contra el hambre a otro nivel. Al concentrarse en lo que su hambre le está diciendo, puede asegurarse de que está satisfaciendo sus necesidades alimenticias, así como de que posiblemente está captando cualquier señal perturbadora que su cuerpo le pueda estar diciendo. A veces nuestros cuerpos dan señales similares para ciertos antojos, pero lo mejor que puede hacer si no está seguro de qué hacer es beber agua. Típicamente ayuda con los antojos y saciar el hambre. No subestime el poder de prestar atención a lo que su cuerpo le está diciendo. Escuche y observe cómo su cuerpo le recompensa por ello.

Si tiene antojo de alimentos salados...

Este es un buen indicador de que necesita beber más agua. Nuestro cuerpo responde a la deshidratación al hacernos sentir antojos de alimentos salados. Este es un antojo común en la gente. Si lo tiene, deje que un vaso de agua de 8 onzas lo calme. Junto con el agua, aumente su consumo de calcio, magnesio y zinc. Asegúrese de que no está experimentando agotamiento, pérdida de peso extrema o un cambio en el color de su piel. Esto podría apuntar a un problema más grande de salud si usted tiene antojo de sal todo el tiempo. Para animarle a beber más agua, puede comprar una botella de agua fría o personalizar a su gusto una que ya tenga. Esto le dará un toque especial a su bebida de agua. Si no le gusta el agua, vea si puede comenzar con agua con gas sin azúcar o invertir en una máquina de agua con gas para hacer su propia agua con gas en casa. También puede considerar la posibilidad de preparar infusiones con diferentes frutas para darle un sabor al agua. No hay manera de no beber agua. Sólo tiene que encontrar una manera de tomarla que sea de tu agrado.

Si se le antoja comida dulce...

Al igual que los alimentos salados, un antojo de azúcar es un buen indicador de que usted necesita beber más agua. Este antojo también está relacionado con su consumo de cafeína y su horario de sueño. Un antojo de azúcar también puede ser la forma en que su cuerpo se mantiene energizado. Así que si usted consume mucha cafeína y pocos dulces, trate de dormir un poco y deje de tomar tanta cafeína también. Otra manera de ayudar a aliviar este antojo es incorporar más frutas dulces y verduras a su dieta, como zanahorias, batatas, remolachas, manzanas. En lugar de azúcar, puede probar edulcorantes naturales como el agave o el jarabe de arce en lugar de bocadillos y bebidas azucaradas. Se dice que la miel le ayuda a sentirse lleno por más tiempo, así que no pase por alto este edulcorante favorito o muchos otros. Si siempre está deseando algo dulce, pruebe algo agrio para matar el antojo. Los alimentos ácidos también ayudan a mejorar su sistema digestivo. Por último, la incorporación de más proteínas en su dieta también puede ayudarle a superar los antojos de azúcares, ya que su cuerpo estará bien sustentado y no tendrá que depender del azúcar para dale energía a su cuerpo.

Si tiene antojo de chocolate, queso y productos lácteos...

Si se le antoja el chocolate o el queso, es posible que necesite mejorar su estado de ánimo. El chocolate y el queso son conocidos como alimentos reconfortantes, y con razón, ya que liberan sustancias químicas para sentirse bien y mejorar el estado de ánimo. Si usted nota que está teniendo este tipo de antojos, busque maneras de mejorar su estado de ánimo, como trotar o hacer algunos estiramientos rápidos en su escritorio. Si todavía está luchando contra los antojos de chocolate y productos lácteos después de tratar de mejorar, puede considerar la posibilidad de buscar opciones veganas o eliminarlos de su dieta por completo. Deshacerse de los productos lácteos ha ayudado a muchas personas con su salud, y si lo hace durante el ayuno intermitente, puede sorprenderse de los resultados.

Si se le antoja el hielo o la carne roja...

Esto podría indicar una deficiencia de hierro. Si tiene bajos niveles de hierro, aumente su consumo de proteínas o incluso coma más carne roja. Si es vegano o vegetariano, consulte acerca de cómo aumentar su consumo de fuentes vegetales o proteínas. Asegúrese de que este antojo no vaya acompañado de cambios drásticos en la piel o el cabello. El hierro es un aspecto importante de un estilo de vida saludable, así que no pase por alto este antojo si lo tiene.

Si tiene antojo de refrescos...

El antojo de sodas carbonatadas y azucaradas sugiere que usted puede tener una deficiencia de calcio. Aumente su consumo de calcio para ayudar con este antojo. Puede encontrar calcio en las verduras de hojas verdes si es vegetariano y otras fuentes de origen vegetal, así que no crea que sólo puede encontrar calcio en los productos lácteos. Si se le antojan las bebidas carbonatadas para que pueda eructar, pruebe agua con gas o club soda con frutas infundidas para ver si le dan esa misma sensación. El agua con gas es una opción mucho más saludable que los refrescos, y le da algunas de las mismas alegrías de eructar que los refrescos.

Si tiene antojo de papas fritas y chips...

Un antojo como este significa que usted necesita comer más grasas saludables que se encuentran en el pescado graso como el salmón, las sardinas o las nueces. Si esto es un antojo persistente, también debe considerar agregar más fibra, magnesio y cromo que se encuentran en alimentos como acelga, apio, espinacas, albaricoques, manzanas y plátanos. Si siente que no puede deshacerse de las papas fritas o del antojo de papas fritas, cree sus propias opciones más saludables a partir de las batatas o las papas blancas. También puede cortar las verduras en rodajas finas y crear sus propias verduras crujientes asándolas con un poco de aceite de oliva extra virgen en la estufa. Estas son alternativas más saludables, y usted puede volverse adicto a ellas como lo es a las papas fritas y los chips, lo cual no sería un problema.

Cualquier otro antojo que tenga, no importa cuán raro o extraño sea...

Beba más agua para tratar de ayudar con el antojo. También, preste atención si nota cualquier otra cosa extraña que suceda en su cuerpo, como pérdida de peso extrema o cambios de humor raros o cualquier otro cambio dramático. Algunos antojos de comida pueden indicar embarazo si es mujer, u otros problemas de salud para hombres y mujeres. Siempre hay que pecar de precavido. Si siente que algo raro está pasando, confíe en sus instintos. Los proveedores de atención médica están ahí por una razón. No tenga miedo de acercarse a ellos.

Si tiene una dieta bien balanceada, entonces sus problemas de antojos deberían ser más fáciles de manejar y controlar. No sólo una dieta bien balanceada, sino también beber mucha agua es útil. La siguiente sección se centrará en más consejos para ayudarle a superar los períodos en los que no puede comer y responder a cualquier pregunta que pueda tener.

Capítulo 4: Consejos para ayunar y preguntas frecuentes

Cuando comience a ayunar, es importante que tome notas en su diario de comidas. Le dará una idea de cómo puede gestionar mejor y durante más tiempo su ayuno. Así que cuando le de mucha hambre, y no sepa cómo parar su hambre, puede revisar su diario de comidas. Las notas de su diario de comidas le ayudarán a ver qué antojos tiene normalmente. ¿Está comiendo alimentos enteros y alimentos con mucha fibra? ¿Nota otras tendencias o ha probado otras recetas que le ayuden con el hambre? Si es así, hay otras maneras de frenar los retortijones de hambre:

- ¡Distráigase! A veces tiene que concentrarse en otra cosa para no concentrarse en el hambre.
- Aprenda a lidiar con sus retortijones de hambre. Inicialmente, usted va a sentir hambre. Si puede entrenar su mente para que esté convencido de que el hambre durará sólo un poco tiempo, y típicamente es así, usted será capaz de volver a levantarse y lograr llegar a su próxima comida.
- Considere la posibilidad de evitar los bocadillos. Ha habido gente que ha dicho que comer bocadillos a lo largo del día ayuda a perder peso. La verdad es que el número total de calorías es lo que determina si usted pierde peso. Por lo tanto, si acostumbra comer aperitivos y los necesita para funcionar, continúe comiéndolos siempre y cuando el aperitivo no interfiera con su conteo diario de calorías. Sin embargo, trate de sacarlos de su dieta y sólo coma las comidas principales durante su ventana de alimentación para ver si nota una diferencia o no.

- Cuando coma, asegúrese de masticar por lo menos 30 veces antes de tragar. Esto asegura que digiera adecuadamente sus alimentos, disfrutando de los sabores y disminuyendo la velocidad en que come para asegurarse de que no está comiendo en exceso.
- También, deje de comer un poco antes de sentirse lleno y beba agua. Este es otro buen consejo para ayudarle a evitar comer en exceso.
- Luego, trate de no dormir después de comer. Esto no le ayudará a medida que trate de ser más eficiente con el ayuno. En realidad, obstaculizará su progreso.
- Beba mucha agua y no olvide tomar sus vitaminas. El agua es una forma importante de ayunar intermitentemente y con éxito.

Ayunar es, en efecto, un estilo de vida, y hay algunos errores de los que quiere ser consciente una vez que empiece. Saber de antemano cuáles son le ayudará a no tener que luchar con ellos en absoluto. Incluso si se encuentra con algún bache en el camino, recuerde volver a levantarse y seguir adelante. No se espera que sea perfecto la primera vez que intente hacerlo. Con una planificación cuidadosa y perseverancia, usted estará ayunando intermitentemente como un profesional en poco tiempo. Estos son algunos de los principales errores que las personas cometen durante el ayuno intermitente. Tome notas y trate de evitarlos si puede.

1. Comer en exceso y atracones - Es importante que evite comer en exceso y los atracones durante su período para comer. Cuando llegue el momento de comer, coma una porción de tamaño regular y no trate de compensar su período de ayuno. Esta sobrecompensación le impide aprovechar su período de ayuno intermitente.

2. No comer lo suficiente - Cuando coma, no sienta que no puede comer. Aproveche su período para comer, pero no se atiborre. Asegúrese de comer alimentos saludables y no chatarra. Si se asegura de que su comida está llena de macronutrientes, podrá hacer que sus estados de ayuno sean más fáciles.
3. No beber suficiente agua - El agua es la fuerza vital de todos nosotros y mantenerse hidratado es una de las claves principales para que el estilo de vida intermitente funcione para usted. Mantenerse hidratado previene los antojos y le ayuda a superar el período de ayuno. No descuide este importante paso.
4. No elegir el método correcto - El ayuno intermitente debe ser fácil. Si siente que tiene que esforzarse demasiado o que no está fluyendo con su estilo de vida, no tenga miedo de probar un nuevo método. No hay una regla fija y rápida sobre qué método es el mejor. Cualquiera que sea el método que elija debe encajar en su estilo de vida. Recuerde, esto es un cambio de estilo de vida y no una dieta. Puede tomarse el tiempo para averiguar qué método le funciona mejor.
5. Obsesionarse demasiado - Si se pesa obsesivamente o se preocupa si el ayuno intermitente está funcionando, respire profundamente y relájese. Los resultados pueden tomar tiempo. No espere un cambio drástico de la noche a la mañana. Relájese y tómese su tiempo. Antes de que se dé cuenta, verá los beneficios que son extremadamente útiles.
6. Rendirse demasiado pronto - No se una a las muchas otras personas que tiraron la toalla demasiado pronto haciendo el ayuno intermitente. Dese unas dos semanas para medir los resultados y ver si está funcionando o no. No se rinda después de un día o dos. Este método está comprobado que funciona a largo plazo. Esta parte difícil es encontrar el método que mejor se adapte a sus necesidades. Siga

experimentando con él y no se rinda demasiado pronto. Sin embargo, recuerde que si en algún momento comienza a experimentar cambios drásticos, puede ser el momento de tirar la toalla.

En última instancia, si está llevando un diario de alimentos, será capaz de detectar algunos de estos errores que comete. Cada vez que note un error, trate de encontrar una manera de corregirlo con una mejor estrategia. Sea gentil y amable consigo mismo y siga adelante. Pronto se dará cuenta de que el ayuno intermitente no es tan malo.

Preguntas Frecuentes

En este punto, estoy seguro de que usted tiene muchas preguntas que necesita que le respondan sobre el ayuno y los mitos que deben romperse. Para los que están indecisos o los que están ansiosos por comenzar, esta sección será especialmente útil. Se repasarán algunos mitos comunes que pueden hacerle dudar antes de comenzar, así como aliviar algunos de los temores que usted puede tener. Con suerte, para cuando termine de leer, ¡estará listo para empezar a ayunar!

¿Me va a dar la 'gripe keto'?
El 'keto' ocurre a medida que su cuerpo se adapta a la dieta keto. Los síntomas incluyen aumento del hambre, náuseas y disminución de la energía. Para ayudar a facilitar su transición a una dieta keto, querrá ir despacio al eliminar los carbohidratos. Después de unos días, su cuerpo debe adaptarse. Si experimenta efectos secundarios extremos, asegúrese de comunicarse con su proveedor de atención médica.

Si estoy haciendo la dieta keto, ¿no son todos los carbohidratos malos?

Todos los carbohidratos no son malos, pero como la dieta keto es baja en carbohidratos, querrá limitar su consumo de carbohidratos. La dieta keto es una dieta baja en carbohidratos, no una dieta sin carbohidratos, así que necesitará comer carbohidratos en algún momento, pero tomará decisiones inteligentes al comer carbohidratos si está en la dieta keto.

¿No son todos los carbohidratos azúcar?

Una patata y una barrita de caramelo no son lo mismo. Es importante entender que el azúcar, o sacarosa, es el tipo de azúcar poco saludable. Los granos, las patatas y otros almidones saludables se convierten en glucosa, que es una forma de azúcar que puede elevar el nivel de azúcar en la sangre en pacientes diabéticos. La principal diferencia es que la sacarosa no es un tipo de azúcar saludable como la glucosa. No importa si está comiendo sacarosa o glucosa, la clave es la moderación.

¿No son las papas, las zanahorias y las frutas poco saludables debido a los carbohidratos?

Si está haciendo la dieta keto, sí, querrá limitar este tipo de alimentos, pero esto no significa que sean inherentemente poco saludables. Estos alimentos son muy buenos para comer, y si usted está haciendo la dieta keto, querrá vigilar cómo los come. Saber por qué está haciendo la dieta keto y contar sus calorías es muy importante cuando está haciendo la dieta keto.

La dieta keto es la mejor dieta para todos, ¿verdad?

La dieta keto no es necesariamente la mejor dieta para todos. Tendrá que consultar primero con su proveedor de atención médica para asegurarse de que es la mejor dieta para usted. La dieta keto tiene muchos beneficios para la salud, por lo que es importante saber por qué lo está haciendo para que se adapte al tipo de cuerpo y a su estilo de vida.

<u>¿Cómo puedo superar el bloqueo mental de no comer?</u>
Si no come, siente que se muere de hambre. ¿Alguna vez tuvo esta sensación? No se preocupe, no está solo. Este es un sentimiento común. A veces, cuando tenemos esa sensación, no significa que siempre tengamos hambre. Puede significar que usted tiene sed. Si tiene problemas para superar esta barrera, piense en lo que puede hacer cuando tenga esta sensación. ¿Cuál será su plan de acción? ¿Qué tal tomar un vaso de agua, escuchar su canción favorita o hacer su actividad favorita hasta que la sensación pase? Voy a ser honesto. El bloqueo mental de no poder comer es una de las barreras más difíciles de superar cuando se hace ayuno intermitente, pero no es difícil de superar una vez que se tiene el hábito de hacerlo. Una vez que lo haya hecho, se dará cuenta de que será cada vez más fácil hasta que su cuerpo se acostumbre al período de ayuno y a su período de alimentación.

Hay muchas preguntas que la gente tiene sobre el ayuno intermitente y sobre cómo puede ayudar a mejorar su salud en general. Este capítulo aborda algunos de los conceptos erróneos más comunes y las preguntas más frecuentes que uno puede tener sobre el ayuno intermitente. Con suerte, después de leer este capítulo, si usted está indeciso, se convencerá de los aspectos positivos del ayuno intermitente.

<u>¿Cuál es la mejor dieta para combinar con el ayuno intermitente?</u>

Buena pregunta. No hay una dieta "oficial". Depende de sus objetivos. Si desea perder más peso, las dietas populares para combinar con ayunos intermitentes son las veganas, vegetarianas o las dietas keto. Más importante que la dieta es la importancia de consumir una dieta bien balanceada sin importar la opción dietética que elija, y permanecer dentro de nuestros límites calóricos.

¿Puedo usar la dieta cetogénica en ayunas intermitentes si soy diabético?

Algunas personas han combinado el ayuno intermitente con una dieta keto con cierto éxito. Sin embargo, todavía se están realizando estudios para determinar si ésta es la mejor manera de realizar el ayuno intermitente en personas con diabetes. El ayuno intermitente en personas diabéticas tiene algunos beneficios, como la regulación de los niveles de insulina y glucógeno. Sin embargo, el paso más importante es hablar con su proveedor de atención médica antes de decidir embarcarse en este viaje.

¿Es seguro?

Sí. Para los adultos sanos, el ayuno intermitente no debe ser un problema. Usted puede incluso encontrar que hay muchos más beneficios en el ayuno intermitente de lo que pensaba. Sin embargo, para las personas de edad avanzada, embarazadas, en período de lactancia o que estén tomando medicamentos, consulte primero con su proveedor de atención médica.

¿Cuánto puedo entrenar con el estómago vacío?

La parte más difícil del entrenamiento durante el ayuno intermitente es dejar que su cuerpo se acostumbre a él. Cuando su cuerpo se acostumbre a hacer ejercicio durante el ayuno, se dará cuenta de que puede obtener más fuerza y energía para hacer su entrenamiento. Cuando entrena mientras ayuna, su entrenamiento puede ser más eficiente y ayudarle a quemar más calorías o a desarrollar más músculo. Así que si puede llevar a cabo su entrenamiento con el estómago vacío, hágalo. En última instancia, depende de usted y de sus objetivos de aptitud física decidir qué es lo que puede soportar.

Muchas personas deciden entrenar durante su ventana de alimentación para que puedan comer una comida antes y después del entrenamiento. Si está tratando de perder peso, no comer antes del entrenamiento le ayudará a perder más peso. Sólo recuerde que después de hacer ejercicio, trate de comer proteínas y fibra para recuperar su cuerpo del ejercicio. Otros también descubren que comer más carbohidratos en los días que se ejercitan, les ayuda con los entrenamientos.

<u>¿Puedo comer frutas como comida principal?</u>
Es mejor comer una dieta balanceada. Demasiada fruta puede darle demasiada azúcar y un aumento de peso no deseado si lo hace con mucha frecuencia. Si prefiere las frutas, trate de disfrazar sus verduras añadiéndolas juntos con sus frutas a una mezcla para hacer jugos o batidos.

<u>¿Cuáles son los efectos secundarios?</u>
Usted puede experimentar dolores de cabeza, diarrea, calambres y molestias. También puede experimentar insomnio, dolor en la parte baja de la espalda y pérdida de cabello. Pero si usted experimenta estos efectos, consulte a su proveedor de atención médica, ya que son efectos secundarios extremos. Los efectos secundarios más comunes son los retortijones de hambre, dolores de cabeza y molestias. Usted no debe sentirse

totalmente letárgico o como si no pudiera funcionar por no comer una o dos veces al día. Si usted intenta ayunar intermitentemente y tiene efectos secundarios horribles, puede que esto no sea para usted, y eso está bien.

¿Qué puedo hacer para ayudar a mis retortijones de hambre?
Una manera de ayudar con el hambre es beber mucho líquido, especialmente agua. Usted puede beber un vaso grande de agua cuando se despierte o cuando sienta retortijones de hambre. Además, puede poner sal del Himalaya en su agua para darle un impulso extra. También puede tomar té, aminoácidos y café, tanto como quiera. Sólo tenga cuidado con los extras como la leche, la crema y el azúcar.

¿Cómo puedo saber si el ayuno intermitente o el ayuno están funcionando?
Una manera de saber si está funcionando o no es observar su cuerpo. ¿Está bajando de peso? ¿Cómo se siente? ¿Siente que está durmiendo mejor? ¿Tiene una mente más clara o un impulso de energía? ¿Siente felicidad en general? Estos son factores a tener en cuenta a la hora de decidir si es el estilo de vida adecuado para usted o no. También es importante tener en cuenta qué método de ayuno intermitente funciona mejor para usted.

¿Por qué debería saltarme el desayuno? ¿No es el desayuno la comida más importante del día?
Maravillosa pregunta. La palabra desayuno significa romper el ayuno. Esta idea de que el desayuno es la comida más importante del día proviene de un concepto anticuado de dieta. La dieta típica americana consiste en opciones de desayuno azucaradas como *waffles*, panqueques, pasteles, etc. Si no va a

comer un desayuno saludable, ¿por qué comerlo? Asegurarse de consumir suficientes calorías a lo largo del día es más importante que cuándo se come. Así que si usted come su primera comida en el almuerzo, entonces su "desayuno" sería su "almuerzo". Desayunar o no depende totalmente de su cuerpo y de si usted y su cuerpo pueden manejarlo o no. Lo mejor es que si necesita desayunar para funcionar, simplemente hágalo parte de su ventana para comer y asegúrese de comer una opción saludable para el desayuno. La mayoría de las personas tienden a saltarse el desayuno, por lo que saltarse el desayuno no es un problema importante para la mayoría de las personas. Sin embargo, escuche a su cuerpo y haga lo que sea mejor para el ciclo natural de su cuerpo.

¿No es más saludable comer más comidas durante el día?
Esta es una muy buena pregunta, también. Los nutrientes en su comida y el número de calorías que come son más importantes que cuándo los come. Si su cuerpo responde a comidas más pequeñas durante el día, adelante. Si su cuerpo responde más a comidas más grandes, siéntase libre de hacerlo. Es más importante asegurarse de que no está sobrepasando su límite calórico diario cuando come esas comidas.

Si realiza ayunos intermitentes, ¿desarrollará un trastorno alimentario?
El ayuno intermitente no se trata de desarrollar un patrón de alimentación extremo. Es un patrón controlado de comer durante cierto tiempo y no comer durante otro. Se adapta mejor a sus hábitos alimenticios naturales. Los alimentos que usted come son densos en nutrientes, por lo que a menudo son opciones de alimentación más saludables que los alimentos que ya come. La mayoría de las personas que ayunan de forma

intermitente no desarrollan un trastorno alimentario. De hecho, se vuelven más saludables con este estilo de vida. Sin embargo, si tiene antecedentes de trastornos alimentarios o le preocupa que puedan aparecer al principio, consulte a su profesional de la salud antes de comenzar.

¿El ayuno intermitente hará que coma en exceso?
Interesante, cuando comienza el ayuno intermitente, tiende a suceder exactamente lo contrario. A menos que usted esté comiendo en exceso a propósito, encontrará que su apetito tiende a cambiar y que comienza a anhelar porciones más pequeñas. Recuerde, las porciones americanas son muchas veces más grandes que las porciones normales en todo el mundo, por lo que las porciones más pequeñas se considerarían porciones normales en el resto del mundo.

¿Empezaré a morirme de hambre?
Gandhi hizo una huelga de hambre, sólo bebió agua, y no murió. Unas pocas horas prolongadas entre comidas no van a causar que se muera de hambre. Nuestros cuerpos normalmente tienen un mes de grasa almacenada disponible todos los días. Por lo tanto, tendrá un suministro de energía constante, incluso si ayuna de forma intermitente.

¿Aumentaré de peso si como más tarde en el día o más tarde en la noche?
Lo mejor del ayuno intermitente es que se adapta a su estilo de vida. Usted puede elegir cuándo comer sus comidas. Por supuesto, si está comiendo muchos carbohidratos, comiendo en exceso y no está comiendo vegetales o frutas durante una ventana de comer tarde, puede que aumente de peso. La clave es la moderación y el equilibrio. Si usted está comiendo una

porción normal en la noche, no debe aumentar de peso. Una vez más, depende de su cuerpo. Mantenga notas en su diario de comidas para ver cómo reacciona su cuerpo al comer en una ventana posterior. Si usted está operando bajo un déficit de calorías, debería estar bien. Lo más importante es no comer en exceso para evitar el dolor de estómago y las calorías adicionales.

<u>¿Perderé mucho músculo cuando practico el ayuno intermitente?</u>
Cuando usted come, su cuerpo libera los nutrientes que necesita constantemente. Hasta que necesite reponer los nutrientes en su próxima comida. Muchas personas asumen que el ayuno causa inmediatamente la pérdida de músculo, lo cual no es cierto en absoluto. Cuando ayune, recuerde que todavía está usando los nutrientes de su comida anterior, incluso si fue hace 16 a 20 horas. Así que, no perderá peso muscular con sólo ayunar en una ventana determinada.

A medida que continúe aprendiendo sobre el ayuno intermitente, se sorprenderá de que en realidad es bastante saludable y tiene muchos beneficios. La mayoría de los conceptos erróneos sobre el ayuno intermitente se resuelven una vez que lo empieza a practicar y ve el efecto positivo que tiene en su cuerpo.

<u>Llegar a una Meseta</u>
Después de empezar a ayunar, es posible que se encuentre con algunos problemas. Ha perdido un par de libras, pero ahora no está seguro de cómo perder más. Parece que se ha quedado estancado. ¿Qué puede hacer ahora? Esta sección trata sobre

cómo mantener el peso que ha perdido y cómo superar cualquier obstáculo que pueda encontrar.

Lo primero es lo primero. Aquí hay algunas preguntas que debe hacerse sobre cómo mantener su peso. Cuando comienza a ayunar intermitentemente, puede ver resultados importantes, pero si en cualquier momento empieza a comer más y no controla las porciones, existe la posibilidad de que vuelva a ganar ese peso. Sin embargo, hay algunas maneras de tratar de controlar su peso para que pueda mantenerse en la ruta intermitente sin problemas.

- Cuando revisa su diario de comidas o sus calorías diarias, ¿sigue comiendo el mismo número de calorías? ¿Ha cambiado ese número? Si es así, ¿por qué? ¿Y cómo puede arreglarlo? ¿Qué otras tendencias extrañas nota? Por ejemplo, en los días que está ocupado, ¿suele romper el ayuno? ¿Cómo puede arreglar algunos de los retos de las tendencias negativas que ve?
- ¿Bebe suficiente agua? A veces no tiene hambre; sólo está deshidratado, y beber más agua puede impedir que coma calorías innecesarias.
- ¿Tiene atracones durante sus ventanas de alimentación o está comiendo pociones normales? Es de esperarse que recupere algo de peso si está comiendo porciones dobles para compensar cuando no está comiendo. La idea es mantener la misma cantidad de comida que está comiendo para que su cuerpo pueda cosechar los beneficios de un verdadero período de ayuno.
- Además, ¿qué tipo de alimentos está comiendo? ¿El método que ha elegido se ajusta fácilmente a su estilo de vida actual o tiene dificultades para ayunar con el método que ha elegido? ¿Está comiendo sólo carbohidratos como pan y pasta con pocas frutas y verduras? Si necesita comer algunos de sus alimentos

no saludables favoritos, vea si puede encontrar una versión vegetariana o vegana o una versión más saludable de esa receta.
- ¿Ha probado una ventana de ayuno diferente? A veces una ventana diferente puede ayudarle a obtener mejores resultados. Puede jugar con diferentes ventanas de ayuno hasta que encuentre la que mejor se adapte a sus necesidades.
- ¿Cómo es su consumo de azúcar? ¿Sigue comiendo azúcar en grandes cantidades o incluso comiendo alimentos que tienen esas calorías furtivas de azúcar escondidas dentro de ellos? Una revisión de los ingredientes en los alimentos que come puede ayudarle a encontrar al culpable.
- ¿Hay algún día en el que se sienta mareado, con náuseas, fatigado o con dificultades para concentrarse? ¿Cuáles son los alimentos que está comiendo cuando nota estos síntomas? Esto le ayudará a determinar si los alimentos que está comiendo son apropiados o si necesita comer más o menos de ciertos alimentos.
- ¿Están bien equilibradas sus comidas? ¿Hay muchos colores de diferentes grupos de alimentos en su plato cuando come o sólo un tipo de color?
- ¿Qué tan rápido hizo la transición al ayuno intermitente? ¿Está obteniendo suficientes calorías para sus necesidades energéticas? Si está drásticamente por debajo del conteo recomendado para mujeres u hombres, es posible que necesite comer más.
- ¿Está comiendo lo suficiente cuando hace ejercicio? ¿Está comiendo carbohidratos de forma cíclica? Es decir, comer una porción ligeramente mayor en los días que entrena para ayudar a tener un buen entrenamiento en comparación con los días en que no se ejercita.
- ¿Tiene problemas con los atracones de azúcar o tiene dificultades para romper con los malos hábitos? Si es

así, tal vez pueda permitirse al menos 3 comidas con trampas al mes para satisfacer esos antojos.
- ¿Qué tipo de ejercicios está haciendo? ¿Son los ejercicios complementarios al aumento de peso o de músculo? Si los ejercicios que está haciendo le están ayudando a ganar músculo, como levantar pesas, puede que no esté perdiendo peso, pero está ganando músculo, lo que puede ayudarle a perder peso a largo plazo. Más ejercicios cardiovasculares pueden ayudarle a quemar más calorías y potencialmente perder más peso. Asegúrese de que su régimen de ejercicios le esté ayudando a alcanzar sus metas.

Tenga en cuenta que si dejara de hacerlos, podría recuperar un poco el peso que ha perdido. ¡Así que siga adelante! No se rinda. La carrera no es para los veloces sino para los que resisten, sea consciente de que puede que no vea los cambios porque está en su cuerpo todo el tiempo. Sin embargo, si le pregunta a otra persona, es posible que ésta le señale cambios que usted no conoce, así que no tenga miedo de pedir una segunda opinión. Además, la pérdida de peso puede no ser el primer beneficio que vea. Tome nota de su estado de ánimo, su concentración y sus niveles de energía para ver si el ayuno intermitente ha tenido un impacto en su vida de otras maneras además del peso. Confíe en mí; la gente lo sabrá y hablará de ello si notan la diferencia. Si no lo hacen, también está bien. Sólo tiene que pedir su opinión honesta y ver lo que tienen que decir si necesita alguna validación. Sólo asegúrese de que la persona a la que le está preguntando es alguien en quien confía y que tiene en mente sus mejores intereses.

Recuerde, si siente que sus expectativas no se cumplen tan rápido como usted esperaba, está bien hacer algunos cambios para ver si puede alcanzar sus metas. Si después de ajustar algunas cosas durante el ayuno, y aun así no está cumpliendo con sus expectativas, puede ser el momento de trazarse otras más realistas. Sin embargo, siga trabajando con sus períodos de ayuno intermitente, sus opciones de comidas y porciones, así como sus rutinas de ejercicio, hasta que obtenga los resultados que desea. Los errores y los percances son inevitables, pero es importante mantener un buen sentido del humor y determinación para que pueda salir adelante. Con suerte, este capítulo ha puesto fin a cualquier temor que pueda tener sobre el ayuno intermitente y le ha asegurado los beneficios que esta práctica ofrece. Incluso si usted decide no seguir con el ayuno intermitente a largo plazo, al menos intentarlo abrirá sus ojos a un nuevo modo de vida y su cuerpo se lo agradecerá. ¡Con suerte, ahora está convencido de todos los beneficios del ayuno intermitente y del ayuno en general! El último capítulo le dará algunas recetas que puede utilizar para comenzar su viaje intermitente y de ayuno.

Capítulo 5: Recetas para el Ayuno

Si no está seguro de qué comer con la dieta keto cuando está haciendo el ayuno intermitente, este capítulo es un buen comienzo. Le ofrecerá recetas sencillas y rápidas que puede utilizar en su viaje de ayuno intermitente. Hay cinco recetas para el desayuno, el almuerzo, la cena y los bocadillos. ¡Disfrute!

Desayuno

Huevos al Horno
Esta receta tarda unos 10 minutos en prepararse, 10 minutos en cocinarse y rinde 4 porciones.

El tamaño de la porción es de dos huevos, y contiene:
- 400 miligramos colesterol
- 13 gramos de proteína
- 204 miligramos de sodio
- 1 gramo de azúcar
- 1 gramo de carbohidratos
- 9 gramos de grasas saturadas
- 19 gramos de grasa total

Qué usar
- Sal y pimienta (al gusto)
- Mantequilla sin sal (2 cucharadas)
- Crema espesa (2 cucharadas)
- Huevos grandes (8)

- Queso vegano rallado (1 cucharada)
- Perejil fresco (1 cucharada)
- Romero fresco (0.5 cucharaditas)
- Tomillo fresco (0.5 cucharaditas)
- Ajo fresco (0.25 cucharaditas)

Qué hacer

- Precaliente la parrilla del horno durante 5 minutos y coloque la rejilla del horno a unas 6 pulgadas por debajo del calor.
- Combine todas las hierbas y el queso en un tazón separado y déjelo a un lado. Rompa dos huevos en cuatro tazones pequeños individuales sin romper la yema. No los vas a hornear en este plato.
- Coloque 4 moldes individuales para hornear en una bandeja para hornear. Ponga 0.5 cucharadas de crema y 0.5 cucharadas de mantequilla en cada plato y colóquelos debajo de la parrilla por aproximadamente 3 minutos hasta que esté caliente y burbujeante. Se saca del horno y rápidamente, pero muy lentamente, se vierten dos huevos en cada uno de los moldes. Luego espolvoree la mezcla de hierbas en cada ramekin y agregue la sal y la pimienta. Coloque los platos bajo la parrilla durante cinco o seis minutos hasta que las claras de huevo estén casi cocidas. Recuerde que los huevos se cocerán cuando los saque del horno.

Ensalada de Desayuno

Esta receta tarda 5 minutos en prepararse, 15 minutos en cocinarse y rinde 1 porción.

Una porción contiene:
- 17 gramos de proteína
- 3 gramos de azúcar
- 7 gramos de fibra
- 13 gramos de carbohidratos
- 29 gramos de grasa total

Qué usar
- Sal (al gusto)
- Aguacate (0.3 del aguacate y cortarlo en rodajas)
- Coliflor tostada (0,5 c)
- Verduras verdes como col rizada, espinacas o sus favoritas (2-3 c)
- Cebolla roja picada (0.25 c)
- Huevos (2-3)
- Aceite de oliva (2 cucharaditas)

Qué hacer
- Sofreír la cebolla hasta que se ablande en el aceite de oliva.
- A continuación, añadir la coliflor tostada. Espolvorear con sal.
- A continuación, prepare los dos huevos como le guste y póngalos encima de la ensalada.

Hamburguesas para el Desayuno

Esta receta tarda 30 minutos en prepararse, y rinde 16 hamburguesas.

Una porción de 1 hamburguesa, y contiene:
- 10 gramos de proteína
- 275 miligramos de sodio
- 5 gramos de grasa total

Qué usar
Pimienta Cayena (0.5 cucharaditas)
Jengibre molido (0.5 cucharaditas)
Pimienta (1 cucharadita)
Hojas de salvia secas (1 cucharadita)
Sal (1.5 cucharaditas)
Pavo molido magro (2 lbs)

Qué hacer
- Mezcle todos los ingredientes en un bol. Luego, dele forma a las hamburguesas haciendo 16 hamburguesas de 2.5 pulgadas cada una.
- En una sartén grande, cocine de 4 a 5 minutos por cada lado hasta que no quede nada rosado.

Calabacín de Aguacate

Esta receta tarda 5 minutos en prepararse y rinde 1 porción.

Una porción contiene:

- 14 gramos de proteína
- 3 gramos de azúcar
- 17 gramos de fibra
- 43 gramos de carbohidratos
- 977 miligramos de potasio
- 162 miligramos de sodio
- 6 gramos de glutamato mono sódico
- 5 gramos de grasa poliinsaturada
- 4 gramos de grasa saturada
- 24 gramos de grasa total

Qué usar

- Calabacín (cortado a la mitad)
- Corazones de cáñamo (1 cucharada)
- Rábanos (2 en rodajas finas)
- Aguacate (1 sin pepa y pelado)

Qué hacer

- Triturar el aguacate hasta que se forme una pasta y esparcir la mitad sobre una rodaja de calabacín.
- Puede cubrir con rábanos y adornar con sal y pimienta si lo desea.

Sencillo Pudín de Chía

Esta receta tarda aproximadamente 6 horas y 5 minutos en prepararse y rinde 4 porciones.

El tamaño de la porción es de 0,5 g. Contiene:

- 6,9 gramos de proteína
- 3 gramos de azúcar
- 9.5 gramos de fibra
- 16.3 gramos de carbohidratos
- 23 miligramos de sodio
- 4,3 gramos de grasas saturadas
- 10.3 gramos de grasa

Qué usar

- Extracto (Vainilla) (1 cucharadita)
- Agave (1-2 cucharadas)
- Leche vegana (1.5 tazas)
- Semillas de Chía (0.5 c)

Qué hacer

1. Primero, combine el jarabe de arce, el extracto de vainilla, las semillas de chía y la leche vegana en un tazón. A continuación, bata muy bien los ingredientes para mezclarlos todos juntos.

2. Refrigere los ingredientes durante la noche o al menos durante 6 horas en el tazón (preferiblemente durante la noche), para que el pudín de chía se ponga espeso y cremoso. Si el pudín de chía no está espeso y cremoso, puede agregar más semillas de chía. Luego, colóquelo de nuevo en el refrigerador y manténgalo ahí durante una hora más o menos hasta que el budín esté firme. Se puede adornar con frutas, almendras o nueces de su elección.

Almuerzo

Nachos de Coliflor con Carne de Pavo

Esta receta requiere un tiempo de preparación de 15 minutos, un tiempo de cocción de 25 minutos y rinde 4 porciones.

Una porción contiene:

- 27 g de proteína
- 29 g de Grasa Total
- 14 g de carbohidratos
- 6 g de Fibra
- 5 g de azúcar

Qué usar

- Cilantro fresco (2 cucharadas)
- Aguacate (0.5 aguacates medianos)
- Cebolla roja (rebanada, 0.3 taza)
- Tomates (cortados en cubos, 0.75 taza)
- Queso Cheddar (1 taza, rallado)
- Salchicha de pavo (1 libra)
- Condimento para tacos (1 cucharadita)
- Aceite de aguacate (0.25 taza)
- Coliflor (1 cabeza grande)

- Salsa (opcional)
- Guacamole (opcional)

Qué hacer

1. Caliente su horno a 425 grados. Coloque grasa en su bandeja para hornear y lubríquela bien. Corte la coliflor en ramilletes y córtela en rodajas lo más finas posible para hacer patatas fritas. Mezcle las papas fritas de coliflor con el condimento para tacos y el aceite de aguacate.

2. Asarlas durante unos 20 minutos en la hoja en una sola capa hasta que estén doradas y crujientes en los bordes.

3. Mientras la coliflor se asa, cocine la salchicha de pavo durante unos 10-12 minutos hasta que no vea nada de color rosa.

4. Cuando la coliflor se haya terminado de asar, voltéelas y coloque la carne cocida encima.

5. Agregue el queso, la cebolla roja y los tomates. A continuación, déjelo reposar en el fuego hasta que el queso se derrita bien.

6. Se puede adornar con cilantro y aguacate. Puede agregar su salsa y guacamole favoritos o picar unos cuantos tomates y aguacate para hacer una ensalada de tomate y aguacate.

Bistec de falda con Pimiento Rojo

Esta receta tarda 1 hora y 10 minutos en prepararse, y rinde 4 porciones.

Una porción contiene:
- 25 gramos de Proteína
- 8 gramos de azúcar
- 3 gramos de Fibra
- 19 gramos de carbohidratos
- 676 miligramos de sodio
- 10,4 gramos de glutamato mono sódico
- 1.5 gramos de grasa polinsaturada
- 5.2 gramos de grasas saturadas
- 18,2 gramos de Grasa total

Qué usar
- Sal y pimienta (al gusto)
- Aceite de oliva (2 cucharadas)
- Agua (1 taza)
- Pimientos rojos (divididos en dos)
- Bistec de falda (1 lb)
- Cebollas verdes (0,75 cdta., picadas)
- Salsa de pescado (3 cucharadas)

Qué hacer
- Para comenzar esta receta, comience a hacer el adobo. Mezcle aproximadamente 0.3 tazas de cebolla y salsa de pescado en un recipiente poco profundo. Cubra el bistec. Deje reposar el bistec a temperatura ambiente y luego voltéelo en la bolsa después de treinta minutos para que el bistec quede bien cubierto.
- Mientras el bistec está marinado, corte el pimiento en trozos de 1 pulgada y combine con 0,25 tazas de cebolla en agua. Cuando esté terminado, sólo para que

las cebollas estén blandas. Puede mezclarlas en una licuadora potente hasta que estén suaves. Luego, agregue 0.25 cucharaditas de sal y una cucharada de aceite.
- Corte el resto del pimiento en rodajas y añada el pimiento y las cebollas restantes a una sartén de hierro fundido.
- Cocine hasta que los pimientos estén blandos. Agregue 0.25 cucharadita de sal y pimienta negra. Sáquelo de la sartén y manténgalo caliente.
- Luego retire el bistec del adobo y deseche el adobo.
- Luego, coloque la sartén a fuego alto y añada el bistec.
- Cocine por 3 minutos por ambos lados hasta que el bistec esté glaseado por ambos lados. También puede cocinarlo a su gusto en esta etapa.
- Luego, corte el bistec en diagonal en rodajas y sírvalo con la mezcla de pimienta y maíz. Puede adornar con tomillo si quiere.

Sopa de Tomate Fácil

Esta receta tarda 5 minutos en prepararse, 40 minutos en cocinarse y rinde 6 porciones.

Una porción contiene:
- 3 gramos de Proteína
- 1 gramo de carbohidratos
- 8 gramos de Grasa total

Qué usar
- Albahaca (2 cucharadas)
- Crema espesa (0.25 c, baja en grasa, si puede encontrarla, o la opción vegana)
- Sal y pimienta (al gusto)
- Caldo de hueso de pollo (puede elegir el que quiera) (2 tazas)
- Dientes de ajo (4 picados)
- Aceite de oliva (2 cucharadas)
- Tomates Roma (10 medianos cortados en cubos de 1")

Qué hacer
- Precaliente el horno a unos 400 grados y engrase ligeramente una bandeja para hornear. Enjuague los tomates y luego córtelos en cubos. A continuación, mezcle los trozos de tomate con el ajo picado y el aceite de oliva extra virgen.
- Asar los tomates durante unos 20-30 minutos en el horno. Voltéelos para que ambos lados estén bien tostados.
- Cuando estén asados, sáquelos del horno y enfríelos.
- Luego, coloque los tomates en una licuadora y haga un puré hasta que estén suaves.

- Luego, vierta el puré de tomate en una olla, añada el caldo y sazone al gusto. Cocine a fuego lento durante 15 minutos.
- Añada la albahaca fresca y la crema. Se puede servir con pan tostado o ensalada.

Ensalada de Salmón, Aguacate y Col Rizada con Vinagreta de Limón

Esta receta tarda 5 minutos en prepararse, y rinde 6 porciones.

Una porción contiene:
- 14 gramos de grasa
- 7 gramos de Proteína
- 10 gramos de Carbohidratos totales
- 7 gramos de carbohidratos netos
- 3 gramos de Fibra
- 4 gramos de azúcar

Qué usar

Ensalada de Salmón, Aguacate y Col Rizada
- Mezcla para ensalada de col rizada dulce (1 bolsa de 12 onzas)
- Salmón ahumado (4 onzas, cortado en trozos del tamaño de un bocado)
- Aguacate (0.5 de un aguacate mediano, cortado en cubos)

Aderezo de vinagreta de limón
- Mayonesa regular o vegetariana (0.25 c)
- Aceite de oliva (1 cucharada)
- Jugo de limón (1 cucharada)
- Ajo en polvo (0.25 cucharaditas)
- Edulcorante (2 cucharadas)
- Semillas de amapola (1 cucharadita)

Qué hacer
- Ahúme su salmón. Luego combine la mezcla para ensalada y el salmón en un tazón grande.

- Mezcle todos los ingredientes del aderezo. Puede batirlos juntos. Luego, mezcle el aderezo con la ensalada.
- Agregue los cubos de aguacate a la ensalada, y luego mezcle la ensalada nuevamente.
- También puede agregar unas cuantas hojuelas de pimienta para que tenga más calor.

Pesto de Fletán y Limón

Esta receta tarda 3 minutos en prepararse, 8 minutos en cocinarse y rinde 4 porciones.

Una porción contiene:
- 38,7 gramos de Proteína
- 0.5 gramos de Fibra
- 1.4 gramos de carbohidratos
- 363 miligramos de sodio
- 6,3 gramos de glutamato mono sódico
- 2.3 gramos de grasa polinsaturada
- 2.6 gramos de grasas saturadas
- 13 gramos de grasa total

Qué usar
- Jugo de limón (1 cucharada)
- Cáscara de limón (1 cucharada rallada)
- Dientes de ajo (2 pelados)
- Aceite de oliva extra virgen (2 cucharadas)
- Queso fresco (0.25 c)
- Hojas de albahaca (0.66 c)
- Sal y pimienta (al gusto)
- Spray de cocina
- Fletán o cualquier pescado blanco firme (filetes de 4, 6 oz)

Qué hacer
- Prepare su parrilla.
- Sazone el pescado con sal y pimienta. Cubra la parrilla con spray de cocina.
- Ase por al menos 4 minutos de cada lado hasta que estén escamosas.

- Al igual que con las parrillas de pescado, prepare el pesto.
- Mezcle una pizca de sal, albahaca, pimienta, dientes de ajo, cáscara de limón y jugo de limón para hacer el pesto. Y mézclelo todo hasta que esté picado.
- Cuando esté listo para servir, agregue un poco de jugo de limón por encima.

Cena

Sopa Fría de Pepino

Esta receta tarda 15 minutos en prepararse y rinde 4 porciones

Una porción contiene:

- 1 gramo de Proteína
- 6 gramos de azúcar
- 2 gramos de fibra
- 11 gramos de carbohidratos
- 122 miligramos de Potasio
- 159 miligramos de sodio
- 1 gramo de grasa

Qué usar

- Almendras en rodajas (para adornar)
- Dados de pimiento rojo y pepino (para adornar)
- Sal (0.5 cucharadita)
- Jugo de limón de media lima
- Manzana (1 dulce de su elección, sin corazón y pelada)
- Cebolla verde (2)
- Hojas de albahaca (5 frescas)
- Dientes de ajo (2)
- Leche de almendras sin azúcar (1 taza)
- Pepinos ingleses (2 o 4 tazas)

Qué hacer

- Mezcle todos los ingredientes y enfríe. También se puede servir caliente.

- Agregue agua para diluir.
- Cuando esté listo para comerlo, decore con los ingredientes de su elección.

Ensalada de Tomate Capresa

Esta receta tarda 20 minutos en prepararse, y rinde 4 porciones.

Una porción contiene:
- 2 gramos de Proteína
- 4 gramos de azúcar
- 2 gramos de fibra
- 5 gramos de carbohidratos
- 207 miligramos de sodio
- 2,7 gramos de Grasa mono insaturada
- 0.4 gramos de grasa polinsaturada
- 1.8 gramos de grasas saturadas
- 5,8 gramos de Grasa total

Qué usar
- Queso mozzarella fresco (1 oz bajo en grasa o vegano y cortado en cubos)
- Sal (0.25 cdta.)
- Pimienta negra (0.25 cucharaditas)
- Vinagre Balsámico (1 cucharada)
- Aceite de oliva extra virgen (1 cucharada)
- Hojas de albahaca (0.5 c)
- Tomate Cereza (3 tazas a la mitad)
- Pan integral (opcional)
- Pan germinado (opcional)
- Envoltorios de lechuga (opcional)

Qué hacer
- Mezcle una pizca de sal y los tomates en un tazón grande. Mézclelos todos juntos para que los sabores se fundan.
- Dejar reposar durante 5 minutos.

- Luego, agregue las hojas de albahaca, el vinagre balsámico, una pizca de sal y pimienta, la mozzarella y mezcle. Se puede servir con albahaca fresca.
- Si desea hacer la mezcla en un sándwich, puede agregar la mezcla a un envoltorio de lechuga o encima de su pan favorito de granos enteros o de granos germinados. O puede disfrutarlo solo.

Filetes de Col a la Parrilla

Esta receta tarda 10 minutos en prepararse, 40 minutos en cocinarse y rinde 8 porciones.

Una porción contiene:
- 4 gramos de proteína
- 3 gramos de azúcar
- 2 gramos de fibra
- 8 gramos de carbohidratos
- 15 gramos de Grasa total

Qué usar
- Pimienta negra (0.5 cucharaditas)
- Sal (0.5 cucharaditas)
- Jugo de limón (2 cucharadas)
- Aceite de oliva (0.25 c)
- Ajo (8 dientes picados)
- Repollo (1 cabeza)
- Tocino (8 rebanadas)

Qué hacer
- Marinada para Bistec de Repollo
- Freír el tocino y dejar enfriar la grasa del tocino. Mientras se fríe el tocino, corte el repollo en rodajas de 0,75 pulgadas de grosor. Luego, en una bolsa grande, agregue el jugo de limón, el aceite de oliva, la sal y la pimienta.
- Cuando la grasa del tocino se haya enfriado lo suficiente como para no derretir el plástico, mezcle todos los ingredientes. Luego, agregue los filetes de col rebanados a la bolsa de marinada y deje marinar por unos 30 minutos. Puede cambiar la posición después

de unos 30 minutos para que la col se pueda marinar bien.
- Precaliente la parrilla a fuego medio y ase los bistecs por 4-8 minutos por cada lado hasta que los bordes estén tiernos y crujientes.

Pollo y Calabacines Asados en una Sartén

Esta receta tarda 15 minutos en prepararse, 20 minutos en cocinarse y rinde 4 porciones.

Una porción contiene:
- 37 gramos de Proteína
- 10 gramos de azúcar
- 39 gramos de Grasa total

Qué usar
- Romero (1 cucharada)
- Calabacín (1.5 pelado y cortado)
- Sal y pimienta (al gusto)
- Aceite de oliva extra virgen (4 cucharadas)
- Cebolla (1 cortada y pelada)
- Muslos de pollo (4)

Qué hacer
- Precaliente el horno a 425 grados. Ponga las zanahorias y la cebolla en una capa sobre una bandeja engrasada para hornear.
- Rocíe el aceite de oliva sobre la verdura y sazone con sal y pimienta. Luego, agregue los muslos de pollo sazonados con sal, pimienta y aceite de oliva.
- Ase en el horno por 15-20 minutos hasta que la piel esté dorada y las zanahorias estén tiernas. Puede servirlo con una buena ensalada o verduras al vapor.

Pizza Portobello

Esta receta tarda 10 minutos en prepararse, 20 minutos en cocinarse y rinde 4 porciones.

Una porción contiene:
- 6 gramos de grasa
- 7 gramos de Proteína
- 5 gramos de carbohidratos
- 4 gramos de carbohidratos netos
- 1 gramo de fibra
- 3 gramos de azúcar

Qué usar
- Aceite de oliva en spray
- Pepperoni o pavo o salchicha sin carne (16 rebanadas)
- Setas u hongos portobello (4 grandes)
- Salsa marinara (0.5 c)
- Queso rallado mozzarella bajo en grasa (0.5 c)

Qué hacer

- Precaliente el horno a 375 grados Fahrenheit. Forre una bandeja para hornear con papel de pergamino o papel de aluminio. Cúbrala bien con una capa de aceite de oliva en spray.
- Raspe las branquias oscuras de los hongos con una cuchara y deseche las branquias.
- Coloque los hongos con los tallos hacia arriba, y cubra cada uno con 2 cucharadas de salsa marinara. También espolvoree cada uno con 2 cucharadas de mozzarella bajo en grasa y 4 rebanadas de la carne que desee.
- Hornee de 20 a 25 minutos, hasta que el queso esté burbujeante y los hongos estén blandos. También se puede servir con una ensalada.

Bocadillos

Mini Pizzas de Calabacín

Esta receta tarda minutos en prepararse y minutos en cocinarse, y alcanza porciones.

Una porción contiene:
- 2 gramos de Proteína
- 1 gramo de azúcar
- 1 gramo de carbohidratos
- 108 miligramos de sodio
- 1 gramo de grasas saturadas
- 2 gramos de Grasa total

Qué usar
- Albahaca picada
- Mini pepperoni o mini rodajas de pepperoni sin carne (0.5 c)
- Mozzarella baja en grasa o queso vegano (0.75 c)
- Salsa para pizza (0.3 c)
- Pimienta (0.125 cdta.)
- Sal (0.125 cdta)
- Calabacín (1 grande)

Qué hacer
- Corte el calabacín en diagonal en rodajas de 0,25 pulgadas.
- Luego, precaliente la parrilla. Coloque los calabacines en una bandeja para hornear engrasada o forrada con papel de aluminio y rociada con aceite para cocina. Colóquelos en una sola capa.

- Ase a la parrilla de 3 a 4 pulgadas durante aproximadamente 1 a 2 minutos de cada lado hasta que el calabacín esté crujiente y tierno.
- Después de sacar el calabacín, espolvoréelo con sal y pimienta. Luego, cubra con la salsa, el pepperoni y el queso. Ase de nuevo durante 1 minuto hasta que el queso se derrita. Espolvoree con albahaca si lo desea.

Molinetes de Espinaca y Pavo

Esta receta tarda minutos en prepararse y minutos en cocinarse, y alcanza porciones.

Una porción contiene:
- 17 gramos de proteína
- 1 gramo de azúcar
- 1 gramo de fibra
- 31 gramos de carbohidratos
- 866 miligramos de sodio
- 6 gramos de grasas saturadas
- 13 gramos de grasa total

Qué usar
- Pavo deli en lonchas (1 libra)
- Espinacas frescas (4 tazas)
- Tortillas o envoltorios de lechuga (8, 8 pulgadas)
- Queso crema vegetal de huerta bajo en grasa (1 cartón de 8 onzas)

Qué hacer

Esparza el queso crema sobre las tortillas o envoltorios de lechuga. Luego cúbralas con pavo y espinacas alternadamente. Enróllelo bien y métale un palillo de dientes. Se puede refrigerar hasta que esté listo para servir.

Ensalada de Brócoli con Tocino

Esta receta tarda 10 minutos en prepararse, y rinde 10 porciones.

Una porción contiene:
- 11 gramos de grasa
- 4 gramos de proteína
- 5 gramos de carbohidratos en total
- 1.5 gramos de fibra
- 1,5 gramos de azúcar

Qué usar

Ensalada de Brócoli
- Trozos de tocino (0.5 c)
- Brócoli (1 manojo, cortado en pequeños ramilletes)
- Cebolla roja (0.25 c rebanada)

Aderezo Cremoso de Amapola con Limón
- Ajo en polvo (0.5 cucharaditas)
- Semillas de amapola (0.5 cucharaditas)
- Sal (al gusto)
- Pimienta (al gusto)
- Mayonesa o mayonesa vegetariana (0.5 c)
- Aceite de oliva (1 cucharada)
- Jugo de limón (1 cucharada)
- Edulcorante de su elección (1.5 cucharadas)

Qué hacer
- Mezcle toda la ensalada: brócoli picado, cebolla roja y pedacitos de tocino, en un tazón grande.
- Luego, en otro recipiente más pequeño, mezcle y bata la mayonesa, el aceite de oliva, el jugo de limón, el ajo en polvo, la cáscara de naranja, el edulcorante y las

semillas de amapola. Agregue el edulcorante de su elección al gusto. Luego, sazone con sal marina y pimienta negra al gusto.
- Finalmente, revuelva el aderezo en la mezcla de verduras. Refrigere por una hora o más para obtener un mejor sabor.
- Para una opción sin carne, escoja pedacitos de tocino sin carne u olvídese del tocino por completo. Si no le gustan las nueces, puede omitirlas o sustituirlas por su nuez favorita. Esto también iría bien con un batido.

Hummus de coliflor

Esta receta toma 10 minutos de preparación, 40 minutos de tiempo de cocción, y alcanza para 4 porciones.

Una porción contiene:
- 15 gramos de grasa
- 6 gramos de proteína
- 10 gramos de carbohidratos en total
- 6 gramos de fibra

Qué usar
- Ajo en polvo (2 dientes, machacados)
- Pimentón ahumado o paprika (0.5 cucharaditas)
- Sal (1 cucharadita)
- Aceite de oliva (1 cucharada)
- Tahini (0.3 cucharadas)
- Coliflor (1 mediano)
- Comino (2 cucharadas)
- Cilantro (para adornar)

Qué hacer
- Precalentar el horno a 180 grados C. Quitar todos los ramilletes de la coliflor.
- Poner los ramilletes en una bandeja para hornear y cubrirlos con comino. Déjelos hornear por 30 minutos o hasta que mucha agua haya salido de los ramilletes.
- Sáquelos y deje enfriar la coliflor. Luego, póngalo en una licuadora y mézclelo todo junto hasta que esté lleno de trozos. A continuación, agregue el pimentón, la sal, el ajo machacado y el tahini, y licúe un poco más.
- Lo puede servir en un tazón pequeño, cubierto con aceite de oliva y cilantro como adorno.

Galletas de Semillas de Lino

Esta receta tarda 15 minutos en prepararse, 4 horas en cocinarse y rinde 40 galletas.

Una porción contiene:
- 2 gramos de grasa
- 1 gramo de Proteína
- 1 gramo de carbohidratos totales
- 1 gramo de fibra

Qué usar

Sal (0.5 cucharaditas)
Pimentón ahumado (0.5 cucharaditas)
Agua
Semillas de lino o linaza (150 g)

Qué hacer
- Poner las semillas de lino en un bol y añadir la sal y el pimentón ahumado. Cúbralo con agua hasta que las semillas estén cubiertas. Deje reposar toda la noche.
- Luego, al día siguiente, en una bandeja grande para hornear, extienda la mezcla de linaza y asegúrese de que las semillas no sean más profundas que 1 ó 2 semillas.
- Luego, se puede cocinar a unos 90 grados centígrados durante 4 horas. Una vez que la humedad se haya evaporado, puede sacar las galletas y cortarlas en rodajas finas.

Conclusión

Gracias por llegar hasta el final del *Ayuno Intermitente: La Guía para Mujeres Principiantes que Desean Perder Peso y Quemar Grasa con la Dieta Cetogénica*, esperemos que haya sido informativo y capaz de proporcionarle todas las herramientas que necesita para lograr sus metas, sean cuales sean.

El ayuno no es algo nuevo para la humanidad. Desde el principio de los tiempos hasta los tiempos modernos, los beneficios del ayuno han sido elogiados por filósofos y profesionales de la salud. Algunas de las primeras indicaciones de los beneficios del ayuno fueron para tratar las enfermedades. Los investigadores de hoy en día han demostrado que el ayuno intermitente es realmente saludable, y tiene muchos beneficios para la salud que pueden ayudarle a vivir una vida larga y saludable. Para los estadounidenses que están lidiando con estilos de vida poco saludables, el ayuno intermitente puede ser la solución que están buscando. El viaje hacia un estilo de vida de ayuno intermitente es fácil de comenzar, pero mantenerlo puede ser difícil. Ya sea que tenga miedo de no poder superar su ventana de ayuno o simplemente miedo de que su cuerpo se vuelva loco una vez que comience, todas las preocupaciones son válidas, y son preocupaciones que pueden ser superadas si usted se acerca lenta y gradualmente al ayuno intermitente. Si en algún momento se siente extremadamente preocupado, consulte a su médico. Entonces, ¿qué tiene que perder? Este libro le ha dado todo lo que necesita saber y esperamos que haya aliviado cualquier temor que pueda tener sobre el ayuno intermitente.

Hemos intentado darle una visión general de lo que es el ayuno intermitente, cómo beneficia su estilo de vida y por qué debería practicarlo. Los siguientes capítulos le dieron una visión general de lo que es el ayuno intermitente y cómo puede empezar hoy. En el Capítulo 1, hablamos sobre el ayuno y dimos un breve resumen del ayuno y de los beneficios que puede tener en su vida. En el Capítulo 2, se dieron consejos prácticos sobre cómo ayunar, y se dieron los pasos que pueden ayudarle a comenzar. En el Capítulo 3 se exploraron diferentes versiones del ayuno prolongado, así como consejos para ayudarlo a reducir el hambre durante el ayuno. El Capítulo 4 responde todas las preguntas que pueda tener sobre el ayuno, y el Capítulo 5 le da consejos y recetas que pueden ayudarle a comenzar. Todos los capítulos demuestran que el ayuno es factible y es una elección de estilo de vida razonable para las personas que desean estar saludables.

Historias Exitosas de Ayuno Intermitente

Muchas celebridades siguen el estilo de vida de ayuno intermitente con resultados maravillosos. Usted no es la única persona que conoce el valor del ayuno intermitente. Las celebridades han estado practicando el ayuno intermitente durante años. Averigüe quiénes son y qué estilo de ayuno funciona mejor para ellos.

- Jimmy Kimmel sigue la dieta intermitente de 5:2. Le ha ayudado a mantener su peso. Él come alrededor de 500 calorías el jueves y el lunes. Los otros días, come lo que quiere. Pero adivine qué bebe los días que está ayunando. Sí, un buen café para ayudarlo a pasar el día.
- Terry Crews normalmente come de 2 a 10 p.m. todos los días. Él sigue el estilo de vida de ayuno intermitente 16:8. Hace ejercicio mientras ayuna y siente que el ayuno intermitente le ha ayudado a mantenerse en forma. Incluso a veces come un poco de aceite de coco en una cuchara para ayudarlo a superar su ayuno, un gran consejo para tener en cuenta. También afirma que el ayuno intermitente le hace sentirse mejor de lo que se sentía cuando era más joven, debido a los efectos conocidos del ayuno intermitente para aumentar la energía.
- Jennifer Metcalfe es otra celebridad que sigue el plan de ayuno intermitente 5:2 y ha notado cómo le ayuda con sus entrenamientos y le da más energía también.
- Hugh Jackman atribuye su método de ayuno intermitente 16:8 a ayudarlo a mantener su peso. También dice que el ayuno intermitente le ayuda a dormir bien por la noche.
- Se sabe que Nicole Kidman sigue el método de ayuno intermitente 16:8. Por lo general, sólo come proteínas magras y muchas verduras también.
- Justin Theroux es un actor que elimina el azúcar y hace un ayuno de 12 horas durante dos o tres semanas seguidas. Come a las 7 de la mañana y a las 7 de la tarde. También bebe aminoácidos para ayudarlo a frenar su apetito.
- Beyoncé, aunque no lo ha confirmado debido a su perfil discreto, también se dice que practica el ayuno intermitente.
- Chris Hemsworth ha hecho el método 15:9 para perder peso para sus papeles de películas. También

come de 500 a 600 calorías por día para que le permita perder la mayor cantidad de peso posible al combinar el ayuno intermitente con un déficit calórico.
- Benedict Cumberbatch también hace la dieta 5:2 y come menos de 500 calorías en sus días de ayuno para mantener su físico para sus papeles de películas.
- Ben Affleck, Jennifer Lopez, y Miranda Kerr también son conocidos por practicar el ayuno intermitente.

Parece que el ayuno intermitente es uno de los secretos mejor guardados que las estrellas tienen para ponerse en forma para los papeles de películas y mantener su peso. Afortunadamente, ahora usted sabe el valor del ayuno, y puede incorporarlo en su vida para que pueda ser como una estrella de cine también.

Espero que no se demore en comenzar su estilo de vida de ayuno intermitente. Cuanto más rápido comience, más rápido podrá empezar a ver mejores resultados de salud y una mejora en sus metas generales de salud. Para obtener mejores resultados, debe considerar hacer la dieta keto con su ayuno intermitente. Mejorará enormemente los resultados del ayuno intermitente. Aprender a superar el hambre no es ninguna broma. Es una preocupación muy real que muchas personas tienen antes de comenzar el ayuno intermitente. La buena noticia es que hay estrategias a corto plazo y estrategias a largo plazo que pueden ayudarle a superar las molestias del hambre que pueda experimentar. Cuanto más se acostumbre su cuerpo a sus ventanas de ayuno, más fácil será atravesarlas. La superación del hambre es tanto mental como física. Si usted está consumiendo una dieta bien balanceada, es consistente y está decidido a hacer que funcione, lo hará. Armado con formas prácticas y útiles para mantener el apetito bajo control y frenar el hambre, no hay razón por la que el ayuno intermitente no funcione para usted. Junto con los otros capítulos del libro y esta guía, no hay ninguna razón por la que no pueda tener éxito en ser un ayunador intermitente.

¿Y qué hay de usted? ¿Qué lo detiene? No más excusas. El siguiente paso es hacer un compromiso real para comenzar el ayuno intermitente. Decida qué método va a utilizar. ¿Qué ventana encajará mejor en su vida, tal como es ahora? ¿Serían la 5:3, 16:8, 12:12 o comer un día y saltarse un día? Cualquiera que sea, escoja ese método. Pronto se unirá a la gente que conoce el poder del ayuno intermitente, y se deleitará en el estilo de vida saludable que tiene ahora gracias a los muchos beneficios de un estilo de vida de ayuno intermitente. Cuando mire hacia atrás al tiempo en el que no estuvo ayunando intermitentemente, podrá reír y sonreír sabiendo que ahora está haciendo lo que pensaba que en un momento dado era imposible. Usted sonreirá a la luz del hecho de que hay una dulzura en el vacío estomacal que ahora está puede disfrutar.

Por último, si este libro le resultó útil de alguna manera, ¡una reseña en Amazon siempre es